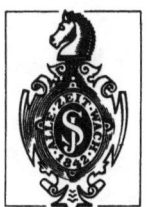

René Renggli   Jakob Tanner

Das Drogen-problem

Geschichte, Erfahrungen,
Therapiekonzepte

Springer-Verlag
Berlin Heidelberg New York
London Paris Tokyo
Hong Kong Barcelona
Budapest

Mit 12 Abbildungen

ISBN-13:978-3-540-57089-9 e-ISBN-13:978-3-642-78414-9
DOI: 10.1007/978-3-642-78414-9

Dieses Werk ist urheberrechtlich geschützt. Die dadurch begründeten Rechte, insbesondere die der Übersetzung, des Nachdrucks, des Vortrags, der Entnahme von Abbildungen und Tabellen, der Funksendung, der Mikroverfilmung oder der Vervielfältigung auf anderen Wegen und der Speicherung in Datenverarbeitungsanlagen, bleiben, auch bei nur auszugsweiser Verwertung, vorbehalten. Eine Vervielfältigung dieses Werkes oder von Teilen dieses Werkes ist auch im Einzelfall nur in den Grenzen der gesetzlichen Bestimmungen des Urheberrechtsgesetzes der Bundesrepublik Deutschland vom 9. September 1965 in der jeweils geltenden Fassung zulässig. Sie ist grundsätzlich vergütungspflichtig. Zuwiderhandlungen unterliegen den Strafbestimmungen des Urheberrechtsgesetzes.

© Springer-Verlag Berlin Heidelberg 1994

Produkthaftung: Für Angaben über Dosierungsanweisungen und Applikationsformen kann vom Verlag keine Gewähr übernommen werden. Derartige Angaben müssen im Einzelfall vom behandelnden Arzt überprüft werden.

Redaktion: Ilse Wittig, Heidelberg
Umschlaggestaltung: Bayerl & Ost, Frankfurt
Fotografie: Fred Prase, aufgenommen in einem Frankfurter Polizeirevier
Innengestaltung: Andreas Gösling, Bärbel Wehner, Heidelberg
Herstellung: Bärbel Wehner, Heidelberg
Satz: Fa. M. Masson-Scheurer, Homburg/Saar

67/3130 - 5 4 3 2 1 0 – Gedruckt auf säurefreiem Papier

Inhaltsverzeichnis

Einleitung 1

Drogen und Drogenprohibition – historische und zeitgenössische Erfahrungen

»Opium für das Volk«?
Worum geht es bei der Drogengeschichte? . 21
Drogenprohibition
und koloniale Expansion 28
Alkohol und das Paradigma
der Trunksucht 42
Von der Alkoholprohibition
zum Social drinking 58
Opium und Chemie der Alkaloide:
Zur Industrialisierung
der Drogenproduktion 77
Antiopiumbewegung: Der Kreuzzug
gegen die Rauschgifte seit dem
Internationalen Opium-Abkommen
von Den Haag (1912) 92
Rausch und Revolte –
zum Drogenexperiment der 68er 112

Erfahrungsberichte von Betroffenen 123

Therapeutische Konzepte

Suchtmittel und Suchtkranke heute......... 145
Veränderte Behandlungskonzepte.......... 148
Kritik der heutigen Praxis................ 152
Die Frage der Ersatzdrogen............... 155
Methadon, seine Wirkungen
 und Anwendungen.................... 157
Begleitende soziale Hilfen –
 das Beispiel der Fixerräume............. 177
Diversifizierte Drogenabgabe –
 Gedanken zur neuesten Entwicklung
 in der Schweiz 184

Ausblick............................ 187

Anhang

Zeittafel 193
Drogenkompendium................... 200

Literatur............................ 222

Einleitung

R. Renggli, J. Tanner

Im historischen Rückblick zeigt sich, daß das, was zu verschiedenen Zeiten und Orten als »Droge« definiert und begehrt oder gefürchtet wurde, äußerst veränderbar war. Die aktuellen Auseinandersetzungen um das Drogenproblem verdeutlichen, daß das inzwischen nicht anders geworden ist.

Beginnen wir angesichts dieser unklaren Ausgangslage mit einigen Feststellungen. Im Verlauf der vergangen Jahrzehnte wurden die »Rauschgifte«, insbesondere Heroin und Kokain, zu den lukrativsten Handelsartikeln der Welt, und die entsprechenden Märkte setzen mittlerweile Hunderte von Milliarden Dollar um. Wer sein Geschäftsgebaren nicht an moralischen Grundsätzen und an verbindlichen Rechtsnormen orientiert, wer sich um solche ethischen und rechtlichen Spielregeln menschlichen Zusammenlebens nicht weiter schert, der wird eine starke Neigung verspüren, sich in dieser Branche bemerkbar zu machen. Und wer sich darüber hinaus auf Risikokapital spezialisiert hat und hohe Verlustrisiken wegen der zu erwartenden Rekordprofiten in Kauf nimmt, wird im Drogenhandel auch Erfolg haben. Die in dieser Sparte entstandenen Unternehmen, die mit modernster Logistik ausgestattet sind, haben, auch wenn sie sich gegenüber den Wechselfällen der Politik nicht versichern können, gelernt, mit den unvermeidbaren Rückschlägen umzugehen. Sie wenden ein ganzes Repertoire von üblichen, unüblichen, unorthodoxen – man könnte auch sagen: innovativen – Geschäftsmethoden an und diversifizieren, transformieren auch minimieren Risiken, so daß am Schluß die Kasse stimmt. Auch heute noch stehen ihnen verschiedene internationale Finanzplätze zur Verfügung; über »Waschmaschinen« wird ein Teil des Drogengeldes gesäubert, anschließend in legale Finanzkreisläufe eingespeist und dann in sicheren Werten – Immobilien, Aktienkapital von Firmen, Wertpapiere aller Art – angelegt. Ungeachtet aller Anstrengungen, solche Praktiken zu unterbinden, ist es – dies zeigen die aktuellen Tendenzen auf den Drogenmärkten – nach wie vor möglich, Milliardensummen über ein weitverzweigtes Netzwerk internationaler Finanztransaktionen abzuwickeln und in Investitionsdomänen aller Art anzulegen.

An den beiden Enden der kriminellen Kapitalbildung mittels Drogen befinden sich zwei ökonomisch und sozial schwache Pole: die Produzenten und die Konsumenten. Der Löwenanteil der verbotenen Drogen wird in der Dritten Welt angebaut; die Hauptabsatzgebiete liegen demgegenüber in den urbanen Agglomerationen (nicht nur, aber vor allem) der industrialisierten Welt. In einigen der zunehmend verarmenden »less developed countries« – und das sind nach Schätzungen der UNO Gebiete, in denen heute insgesamt über drei Viertel der Erdbevölkerung leben – ist die Produktion der bei uns Drogen genannten Pflanzen Mohn, Koka und Hanf eine Überlebensstrategie. Die Mühsal, der die ländliche Familienökonomie weithin ausgesetzt ist, ergibt sich aus dem desaströsen Zusammenspiel einer Weltwirtschaftsordnung, welche generell zugunsten bereits starker Positionen »arbeitet«, und einer Unfähigkeit vieler Drittweltgesellschaften, sich aus eigener Kraft und nach eigenen

Vorstellungen zu entwickeln. So kommen bei uns, wenn im Zusammenhang mit Drogen von diesen Erdregionen berichtet wird, vor allem die Agenturen des »organisierten Verbrechens« ins Blickfeld, die hier mit ihrer schwerbewaffneten Präsenz die Voraussetzungen für ein unversiegbares Angebot sicherstellen. Von den kleinbäuerlichen Produzenten wissen wir wenig, und es ist kaum bekannt, wie wenig für diese Menschen vom Multimilliardengeschäft »Droge« übrigbleibt.

Demgegenüber ist das andere »schwache Ende« des Drogengeschäfts, der Kleinhandel und der Konsum, im Verlauf der letzten Jahre wieder stärker in die Schlagzeilen gekommen. Aufgrund zunehmender Arbeitslosigkeit, Wohnungsnot und neuer Armut konzentrieren sich in den urbanen Metropolen der Industrieländer seit geraumer Zeit soziale Probleme; diese werden zunehmend als politische Herausforderung verstanden, auf die Staat und Gesellschaft zu reagieren gezwungen sind. Das »Drogenproblem« ist angesichts des wachsenden Problemdrucks zu einem kulturellen Code geworden, über den eine politische Verständigung gesucht wird. Den Drogenszenen und den Jugendlichen, die sie bevölkern, kommt dabei ein hoher negativer Symbolwert zu: Diese marginalisierten Menschen bevölkern seit Jahren die Massenmedien und werden zu traurigen Sinnbildern verunglückten Lebens. Sie liefern den Stoff für Elendsreportagen, die millionenfach über Mattscheiben flimmern oder in Büchern, Illustrierten und Zeitungen abgedruckt werden. Drogen und das, was sie bewirken, erfüllen damit eine unausgesprochene gesellschaftliche Funktion, indem sie der Mehrheit in drastischer Weise zeigen, wo es hinführt, wenn vom Pfad der Tugend abgewichen wird. Wenn in einer Zeit der Wertekrise das gute Beispiel an verhaltensprägender Kraft eingebüßt hat, dann braucht es offenbar das schlechte, das mörderische Beispiel. Die Drogenszene als Medienkonstrukt stützt so die Normalität, die Konformität, die Leistungsbereitschaft, es kommt ihr (bezogen auf die Gesellschaft) eine integrative und (bezogen auf die Wirtschaft) eine produktivitätssteigernde Wirkung zu.

Der Medienberichterstattung ist indessen auch zu entnehmen, daß die Lage dieser Drogenabhängigen inzwischen im allgemeinen schlechter und in verschiedenen Fällen geradezu katastrophal geworden ist. Zwar wird nach heutigen Schätzungen eine großer Teil der verbotenen »Betäubungsmittel« – insbesondere Heroin und Kokain – keineswegs von sozial verwahrlosten Menschen am Rande der Gesellschaft, sondern von verhaltensunauffälligen, zum Teil hart arbeitenden und pflichtbewußten Erwerbstätigen konsumiert. Doch die Zahl jener, die sich nicht mehr »im System« zu halten vermögen, nimmt zu. Drogenszenen werden so zu Verdichtungsräumen für persönliche und soziale Probleme aller Art. Da diese Szenen per definitionem illegal sind, werden sie durch das organisierte Verbrechen beherrscht und durch die Polizei bedrängt. Die auf Schwarzmärkten ohnehin harten Geschäftssitten haben sich vielerorts in enger Wechselwirkung mit einer verschärften polizeilichen Repression brutalisiert. So entsteht eine für Drogenabhängige unerträgliche Drucksituation. Hohe Preise, Marktintransparenz, polizeiliche Kontrollen und depressive Stimmung prägen die Bedingungen, unter denen Stoffe konsumiert werden müssen. Solche Verhältnisse fördern (bezogen auf übertragbare Krankheiten, aber auch hinsichtlich einer angemessenen Dosierung) grob fahrlässige Konsumformen. Es werden unsterile Spritzen verwendet. Prostitution dient der Drogenfinanzierung. Statistiken weisen nach, daß da, wo solche Verhältnisse herrschen, AIDS sich besonders rasch ausgebreitet hat. Die Drogenszenen werden zu Orten einer extremen Zuspitzung existenzieller Notsituationen, zu Endstationen des Lebens.

Die Bilanz sieht also düster aus. Daß die Drogenpolitik versagt hat: darüber besteht heute ein breiter Konsens. Auch bei der Feststellung, die Situation habe sich in den 1980er Jahren noch verschlimmert und eine Wende sei nicht abzusehen, stimmen die unterschiedlichen Positionen noch überein. Doch die Frage, ob die heute dominierenden drogenpolitischen Maximen angemessen sind, wird unterschiedlich beantwortet. Es gibt zwei geradezu diametral entgegengesetzte Schlußfolgerungen: Der Suchtstoffkontrollrat der UNO, das INCB, beispielsweise hat in seinem im Februar 1993 vorgestellten Bericht die Forderungen nach einer Legalisierung von Betäubungsmitteln erneut ganz entschieden zurückgewiesen. Zusammen mit anderen internationalen, europäischen und nationalen Institutionen geht das INCB davon aus, die mittlerweile unhaltbar gewordene Situation sei Ausdruck einer zuwenig entschlossenen Prohibitionspolitik; die Therapie besteht dann konsequenterweise im Aufruf an alle Verantwortlichen, diese Entscheidungsschwäche zu überwinden und die strafrechtlich-polizeiliche Abwehr an allen Fronten zu verstärken. Dabei wird seit einigen Jahren die Mafia verstärkt ins Visier genommen: Die Wiener Abkommen von 1988 streben die Intensivierung der Antidrogengesetzgebung in den Bereichen Produktion, Handel und Finanzierung an. Im Fahndungsnetz hängen bleiben aber nach wie vor in erster Linie die kleinen Verbraucher. Unterstützt wird diese auf eine Totalrepression der Drogen ausgerichtete Politik durch Gruppierungen, die sich dem idealistischen Ziel einer »drogenfreien Gesellschaft« verschrieben haben.

Demgegenüber steht ein pragmatischer Ansatz, der sich einem pluralistisch-liberalen Gesellschaftsbild verpflichtet weiß und der sich der Vorstellung einer drogenfreien Gesellschaft widersetzt. Ein solches Leitbild wird aus dieser Sicht weder als realistisch noch als erstrebenswert betrachtet. Durch praxisnahe Erfahrungen gewitzt, verweisen Kritiker der Prohibition darauf, daß die Verelendungstendenz auf den Drogenszenen nicht der Wirkung der konsumierten Stoffe zugeschrieben werden könne, sondern primär das Resultat des »Krieges gegen die Drogen« sei. Die Prohibitionspolitik verfährt – so lautet hier die Diagnose – nach dem Suchtmodell »more of the same«: abhängig geworden von Polizei- und Justizmaßnahmen muß sie, um auf ihre Rechnung zu kommen, die Dosis der Repression dauernd steigern. Damit reproduziert sie auf gesellschaftlicher Stufenleiter genau jenen Teufelskreis der Sucht, den sie zu bekämpfen vorgibt, sind doch Abhängigkeit und Toleranzsteigerung die beiden Kriterien, die dem Suchtkonzept zugrunde liegen. Wenn also im Falle der heute praktizierten Drogenpolitik ein Fall von akutem Politikversagen vorliegt, dann drängt sich eine grundsätzliche Neuorientierung auf. Anstatt weiterhin die »gute Gesellschaft« von den »bösen Drogen« reinigen zu wollen, wird hier eine Drogenpolitik gefordert, die sich in erster Linie an den Bedürfnissen jener orientiert, die mit bestimmten zu Abhängigkeit führenden Stoffen Probleme haben.

Entgegen unserer einleitend gemachten Feststellung der Begriff der »Droge« sei alles andere als klar, haben wir uns bisher an die unsern Alltag dominierende Vorstellung von Drogen gehalten. Um das Drogenproblem zu verstehen, betrachten wir es allerdings als unumgänglich, den Horizont des Themas zu erweitern. Denn es geht hier auch um Definitionsmacht, um die Art und Weise, wie das Problem gestellt, wie es wahrgenommen und gedeutet wird. Im herrschenden Sprachgebrauch scheint es klar, worum es sich handelt, wenn vom Drogenproblem die Rede ist: Es geht um Heroin, Morphium und Methadon, um Kokain, Crack und Meskalin, um Cannabis, LSD, Exstasy und Designerdrogen; allenfalls noch um Amphetamine, Barbiturate und Psychopharmaka. Es herrscht die Perspektive des Gesetzgebers vor. Der Drogendiskurs schöpft seine Zentralkategorien aus dem Lexikon der Betäubungsmittelgesetzgebung. Eine solche Definition ist allerdings das Produkt des 20. Jahrhunderts; sie ist nicht nur für historische Untersuchungen unbrauchbar, sondern verbaut auch den Ausblick auf die heute relevanten Problemstellungen. Mittels einer restriktiven Drogendefinition, wie sie den »War on drugs« – Parolen zugrunde liegt, konnten sich schon immer auch zigarrenqualmende Konferenzteilnehmer, zigarettenrauchende Polizeifunktionäre und alkoholtrinkende Politiker als Verfechter der »Drogenbekämpfung« profilieren.

Solche Ungereimtheiten waren seit Beginn der modernen Drogenprohibition Gegenstand von Kritik und Karikatur. Die hier gezeigten Illustrationen entstanden anläßlich der 1924/25 in Genf im Rahmen des Völkerbundes eröffneten Opiumkonferenzen (Abb. 1 und 2). »Wer sagt, auf der Opiumkonferenz werde nicht geraucht?« fragt der Zeichner. Tatsächlich müssen die amerikanischen »Engel aus dem Paradies«, die Europa dem Ideal der »drogenfreien Gesellschaft« entgegenführen sollen, ihre Anliegen in einer ziemlich verqualmten Atmosphäre durchsetzen. Unser Buch verstehen wir als einen Beitrag, diesen Nebel, der über dem Drogenproblem bis heute liegt, zu lichten.

Wenn wir das Definitionsproblem in einer etwas systematischeren Weise angehen, so können wir neben dem direkt aus den Betäubungsmittelgesetzen abgeleiteten, enggeführten Drogenbegriff zwei weitere, umfassendere Definitionen unterscheiden.

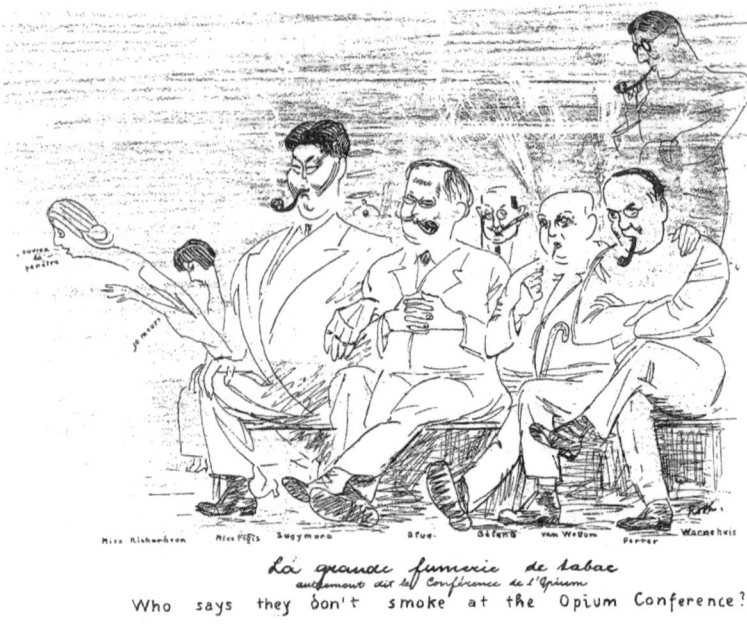

Abb. 1. Im Rauchsalon (auch Opiumkonferenz genannt). Zeitgenössische Karikatur zur Opiumkonferenz in Genf von J. Roth (Solothurn 1925; Schweizerische Landesbibliothek Bern).

Unter dem Begriff »Drogen« lassen sich alle Substanzen verstehen, die dazu benutzt werden, einen veränderten Zustand des Bewußtseins oder der Körperempfindlichkeit und damit ein subjektiv verändertes Erleben von Wirklichkeit herbeizuführen. Verfremdung der Wahrnehmung, Verrückung des Bewußtseins, Eskamotage von Lebensproblemen, Erleichterung der Psyche, Weckung von Lebensgeistern, Stimulation des Erlebens, Regulierung von Körperfunktionen, Beruhigung von nervösen Zuständen, Stillung von Schmerzen – all diese Wirkungen können mittels der Einnahme von bestimmten Stoffen ausgelöst, verstärkt oder beschleunigt werden.

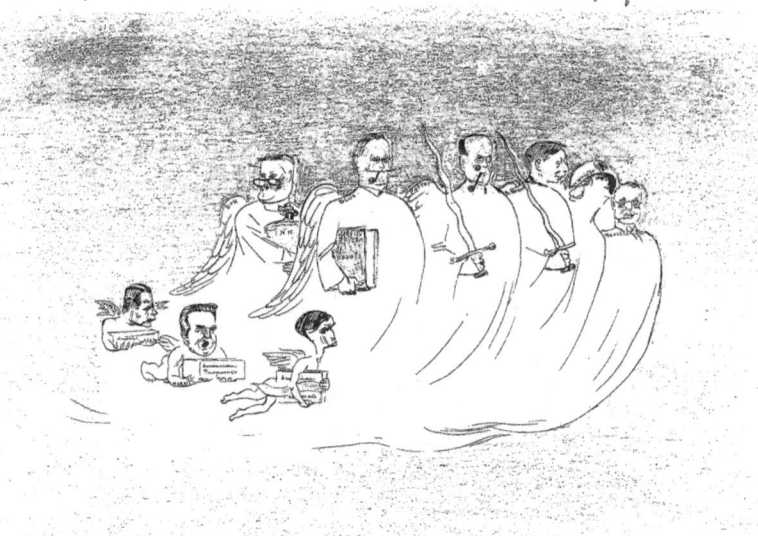

Abb. 2. Himmlische Gesandtschaft: die amerikanische Delegation. Zeitgenössische Karikatur zur Opiumkonferenz in Genf von J. Roth (Solothurn 1925; Schweizerische Landesbibliothek Bern).

Die Substanzen, die dafür in Betracht kommen, weisen in der Regel ein mehr oder minder großes Suchtpotential auf, d. h. sie machen (physisch oder psychisch) abhängig. Eine solche stoffzentrierte Definition umfaßt auch Alltagsgetränke wie Kaffee, Tee und Kakao, die mit dem Einsetzen der kolonialen Expansion im 16. Jahrhundert in Europa bekannt und nach und nach beliebt wurden und damals für enorme Aufregung sorgten. Ein ähnliches Schicksal erlebten der Tabak und der Branntwein, die ebenfalls ein Abhängigkeitspotential aufweisen und deren Konsum beträchtliche organphysiologische Schädigungen verursacht. Die verfügbaren Statistiken zeigen, daß in europäischen Industrieländern weit mehr Menschen durch Tabak- und Alkoholkonsum sowie (im 20. Jahrhundert) durch Medikamentenkonsum zu Schaden oder zu Tode kommen als durch »Drogen« (im Sinne des Betäubungsmittelgesetzes).

Obwohl es nicht darum gehen kann, Tote gegeneinander aufzurechnen, gilt es doch, hier die Proportionen zu sehen und die Frage zu stellen, warum bestimmte Stoffe in einer Gesellschaft solche Abwehrenergien zu mobilisieren vermögen, während andere, in sozialmedizinischer Hinsicht ebenso beängstigende, eine beeindruckende Akzeptanz aufweisen und als integraler Bestandteil unserer Genußkultur aufgefaßt werden. Wenn die gesellschaftliche Bewertung all dieser Substanzen schlecht korreliert ist mit ihren gesundheitsschädigenden Wirkungen, mit ihrer toxischen Qualität und mit ihrem Abhängigkeitspotential, dann gilt es zu fragen, inwieweit »Drogen« eine Sündenbockfunktion zukommt, inwieweit sie eine Stellvertreterrolle in symbolischen Auseinandersetzungen, in Wertekonflikten spielen. Es existiert offenbar eine Wechselwirkung zwischen dem Image von Drogen und dem sozialen Status jener, die sie konsumieren: Kulturell stigmatisierte, ja gefürchtete Stoffe haben negative Rückwirkungen auf jene Gruppen, die sie gebrauchen – und die soziale Stellung von Konsumenten wirkt sich umgekehrt wieder auf die Akzeptanz oder aber die Ablehnung von Stoffen aus. Der verteufelnde Diskurs über bestimmte Drogen macht jene, die sie konsumieren, gefährlich und beinhaltet zugleich die Feststellung, daß die Gesellschaft mit jenen, die sie gebrauchen, nichts anzufangen weiß und sie deshalb zum Teufel wünscht.

Trotz dieser Schwierigkeiten, das Zusammenspiel von chemisch-physiologisch-toxischen Eigenschaften und kulturellen Bewertungen von Drogen aufzuschlüsseln, gab es immer wieder Versuche, das ganze Spektrum von Stoffen nach bestimmten Kriterien zu gliedern.

Die erste wissenschaftlich-pharmakologische Klassifikation wurde in den 1920er Jahren von Louis Lewin unternommen. Lewin (1924) konzentrierte sich auf »die Zauberkraft der betäubenden und erregenden Mittel« und unterschied zwischen *Euphorica* (Seelenberuhigungsmittel), *Phantastica* (Sinnestäuschungsmittel), *Inebrantia* (Berauschungsmittel), *Hypnotica* (Schlafmittel) und *Excitantia* (Erregungsmittel). Die Zuordnung von 38 Stoffgruppen zu diesen Sammelkategorien erwies sich indessen als schwierig, und Lewins eigener Vorschlag vermochte kaum zu überzeugen. Zu Beginn der 1960er Jahre einigte sich der dritte internationale Psychiatriekongreß auf eine von Jean Delay bereits 1957 vorgeschlagene Dreiteilung, die sich an modernen medizinischen Applikationen orientierte und die deswegen Tabak, Alkohol und die klassischen Betäubungsmittel ausschloß. Unterschieden wurden hier Psycholeptika, Psychoanaleptika und Psychodysleptika. Später haben verschiedene Autoren versucht, andere Stoffe in diese Drogentrinität (die bis heute Grundlage jeder wissenschaftlichen Einteilung geblieben ist) zu integrieren. So wurden z.B. (im Rückgriff auf Lewin) Phantastica (Cannabis, LSD etc.), Inebriantia (Alkohol, Äther etc.) und Euphorica (Kokain, Opiate etc.) unter den Psychodysleptika subsumiert. Ein weiterer, bis heute aktuell gebliebener Vorschlag geht dahin, Drogen nach ihrem Effekt auf das Zentralnervensystem in Depressiva, Stimulantia und Psychotomimetika zu unterteilen.

Alle diese Klassifikationen sind indessen nur von beschränkter Relevanz für die geltende Legaldefinition von »Betäubungsmitteln« und zeigen, wie sehr der strafrechtlich geprägte Drogenbegriff ein soziokulturelles Konstrukt darstellt, das sich medizinischen und neurologischen Kriterien verschließt. Offensichtlich ist unsere Gesellschaft auf einen gespaltenen Drogendiskurs und auf einen Doppelstandard bei der Bewertung von Drogen angewiesen, dessen Grenzlinie zwischen »legal« und »illegal« gezogen wird. »Rauschgifte«, Heilmittel und Genußmittel werden nicht mehr als Bedeutungsfacetten und Wirkungsweisen jeweils derselben Stoffe wahrgenommen, sondern die verschiedenen Substanzen werden auf diese Rubriken aufgeteilt. Die eindimensionale Unterscheidung zwischen nützlich und schädlich kann sich dann voll entfalten. Die Genußmittel werden dadurch – bezogen auf ihr Suchtpotential und ihre sozialmedizinische Problematik – kognitiv ebenso entlastet wie bestimmte Heilmittel. Bei den »Rauschgiften« wird demgegenüber der Genuß- und Heilmittelaspekt ausgeblendet. Um die offensichtlichen Ungereimtheiten des Drogenbegriffs, wie er der Betäubungsmittelgesetzgebung zugrunde liegt, abzumildern, wurde seit den 1970er Jahren die Unterscheidung »harte« und »weiche« Drogen populär. Obwohl diese Differenzierung mithelfen kann, ein pragmatischeres Verhältnis zu den inkriminierten Stoffen zu gewinnen und den Blick auf ihre Spezifika zu schärfen, ist sie weder analytisch noch drogenpolitisch befriedigend.

> Ein umfassenderer Drogenbegriff, der in den vergangenen zwei Jahrzehnten einen Plausibilitätszuwachs verzeichnete, kehrt die obige Definition um: Es ist hier nicht mehr die Droge, welche die Sucht auslöst und damit gesellschaftliche Probleme verursacht, sondern die sozial und kulturell angelegte *Disposition zur Sucht* verschafft sich Drogen verschiedenster Art – unter anderem und immer mehr auch immaterielle, nicht stofflich gebundene. Als Droge kann alles in Betracht kommen, was zu repetitivem Verhalten, zum Wiederholungszwang und schließlich zu psychischer (und/oder physischer) Abhängigkeit führt.

In der produktionsgetrimmten industriellen Leistungsgesellschaft steigt der Workaholic damit gewissermaßen zum Idealtyp des Süchtigen auf: der Mensch, der die unternehmerischen Leistungsnormen in einer Weise internalisiert hat, daß er sein Selbstwertgefühl nur noch über andauernde, in Suchtschüben verlaufende Selbstverausgabung wiederherzustellen vermag, der dann um das 60. Altersjahr an Herzinfarkt stirbt und dadurch der Kostenexplosion im Gesundheits- und Sozialwesen entgegenwirkt: das ist ein geradezu makabrer Idealtypus. Ebenfalls in das Spektrum von süchtigen Begierden gehören Ludopathie (Spielsucht) und Bulimie (Freßsucht): Individuen und Gruppen verspüren einen unüberwindlichen Hang, große, ja selbstruinöse Summen für Glückspiele auszugeben. Insbesondere unter den dem Schlankheitsideal unterworfenen Frauen gibt es solche, die geradezu gigantische Mengen essen, um dieses Selbstversagen – durch Erbrechen – umgehend wieder zu korrigieren. Das Auto, das Geld, die Liebe, die Jugend: alles, was sich in der Gesellschaft einer Wertschätzung erfreut, kann damit zum Kristallisationspunkt einer Suchtdynamik werden, wobei sich das reale, dingliche, stoffliche Substrat der Drogen verflüchtigt Die Sucht und die Drogen werden postmaterialistisch. Dadurch schlagen sie den Apologeten der sucht- und drogenfreien Gesellschaft ein Schnippchen, denn es ist ja nicht gut möglich, die Arbeit, das Spielen, das Essen, die Liebe zu verbieten mit dem Argument, es liege hier ein Suchtpotential und damit eine mögliche Bedrohung der Gesellschaft vor. Diese Suchtformen und Drogen sind vielmehr Ausdruck einer Gesellschaft, die Jugend liebt, Leistungsdynamik akzeptiert, Konsumorgien schätzt, Altwerden fürchtet und abweichendes Verhalten haßt. Es geht hier um das, was sich als heimliche Wiederkehr des Verdrängten bezeichnen ließe: Die Suchtprobleme scheinen in dem Maße zu-

zunehmen, in dem die Anforderungsimperative und die Ordnungsmodelle der Gesellschaft rigider werden.

Ein besonders enger Zusammenhang scheint aus dieser Sicht zwischen Sucht und Wirtschaftswachstum zu bestehen, müssen doch kommerzielle Unternehmungen unter den Wettbewerbsverhältnissen einer freien Marktwirtschaft bei der Strafe ihres Unterganges expandieren. Ökonomische Expansion wiederum ist verbunden mit Komplexitätssteigerung und Funktionsdifferenzierung. Die Gesellschaft befürchtet einen kollektiven Kontrollverlust und auch wenn die Menschen sich dem Zwang zum Selbstzwang willig unterwerfen, lassen sich doch hier und dort Lücken in der Selbstbeherrschung konstatieren. Suchtphänomene beginnen sich also zu multiplizieren. Es kommt zu einer inflationären Verwendung des Sucht- und Drogenbegriffs, was wiederum auf das Paradox verweist, daß diese Begriffe selber benennungs- und bedeutungssüchtig geworden sind. Die Sucht hat zu sich selbst gefunden: Sie greift über ihre semantische Markierung hinaus, bemächtigt sich immer weiterer Bereiche und wird schließlich zum Inbegriff der ganzen Gesellschaft: alle sind süchtig – die Gesellschaft ist krank.

Kehrseite dieser Tendenz zur Überdehnung des Sucht- und Drogenbegriffs ist dessen Unschärfe. Das Konzept der »Sucht« ist inzwischen fast 200 Jahre alt geworden. Die Begriffe des »Hungers«, der »Gewöhnung« und des »Verlangens«, die früher zur Bezeichnung des Phänomens zur Verfügung standen, wurden im Zeichen eines szientistischen Sprachgebrauchs durch eine neue Vorstellung von stoffbezogenen Süchten ersetzt. Die Alkoholsucht, die zu Beginn des 19. Jahrhunderts weniger entdeckt denn konstruiert wurde, diente als Modell für die Morphium- und die Kokainsucht, die seit Ende des 19. Jahrhunderts empirisch erforscht wurde. Im 20. Jahrhundert wurde der Suchtbegriff schließlich das Opfer seiner eigenen Verwissenschaftlichung: Je mehr man wußte, desto weniger konnte er klar definiert werden. 1964 schlug die WHO (die Weltgesundheitsorganisation der UNO) vor, den negativ aufgeladenen Terminus »Sucht« (addiction) aufzugeben und fortan die neutralere Bezeichnung »Drogenabhängigkeit« (drug dependence) zu verwenden. »Seelische oder körperliche Abhängigkeit von einer Droge bei periodischem oder dauerndem Gebrauch«: Diese neue Definition ist gut geeignet, auch immaterielle Phänomene zu bezeichnen – sie ist aber offensichtlich in affektiv-emotionaler Hinsicht weniger leistungsfähig, so daß die Kommunikation in Medien, im Erziehungs- und Bildungssystem sich nach wie vor primär an die moralimprägnierte Bezeichnung »Sucht« hält.

Mit diesen beiden erweiterten Drogendefinitionen haben wir das Problemfeld abgesteckt. Nun ist es auch möglich, den Anspruch und die Reichweite dieses Buches zu präzisieren. Wir haben nicht vor, das Thema Drogen in seiner ganzen Breite abzuhandeln. Wir schreiben wenig über »immaterielle Süchte« und behandeln Tabak-, Alkohol- und Medikamentenkonsum nur am Rande. Obwohl solche Aspekte immer wieder gestreift werden, bilden im folgenden jene Stoffe, an die heute zuerst gedacht wird, wenn von »Drogen« die Rede ist, das Hauptthema. Das meinen wir von vornherein kritisch, denn daß diese Stoffe heute sozusagen den harten Kern des Problems ausmachen, ist unseres Erachtens das Resultat einer verfehlten Politik. Die Beschäftigung mit diesen Drogen stellt damit unabdingbar eine Auseinandersetzung mit dem Prohibitionsansatz dar. Des weiteren gehen wir davon aus, daß der Schlüssel zum Verständnis des Drogenproblems nicht in der Pharmakodynamik, in der toxikologischen Analyse von Stoffen liegt, sondern Ausdruck kultureller Definitionsmacht und sozialer Normalisierung ist.

Unser Versuch, Orientierungswissen und vertiefte Kenntnisse zum Problemkomplex »Drogen« anzubieten, ist, da hier eine ganze Reihe von wissenschaftlichen Fachdisziplinen angesprochen werden, interdisziplinär angelegt. Zugleich gilt es, den »Expertenblick« zu durchkreuzen mit der Erfahrung von Betroffenen. Wir haben uns entschlossen, das Problem aus drei verschiedenen Perspektiven darzustellen:

- Der *erste Teil* des Buches wurde durch einen Historiker verfaßt. Er liefert Informationen zu historischen Hintergründen des Drogenproblems und zeichnet die Entstehungsgeschichte des heutigen »Krieges gegen die Drogen« nach, wobei aus vergleichender Sicht dabei immer wieder auf die Geschichte des Alkohols Bezug genommen wird. Es konnte hier nicht darum gehen, den bereits existierenden Darstellungen zur Drogengeschichte einfach eine weitere anzufügen. Der historische Rückblick ist vielmehr problemorientiert; es werden ganz bestimmte Aspekte, die heute verstärkt diskutiert werden müßten, herausgegriffen und ausgeleuchtet.
- Kurze Texte von Betroffenen werden in einem *zweiten Teil* wiedergegeben. Diese Erfahrungsberichte verweisen auf die Verschränkung von Geschichte und Gegenwart; sie zeigen, daß die heutige Situation sowohl aus aktuellen Zwängen als auch von den Hypotheken der Vergangenheit her verstanden werden muß.
- Ein *dritter Teil* stammt von einem Psychiater und Psychotherapeuten. Hier kommen, mit Blick auf das, was wir in Zukunft erreichen sollten, thera-

peutische Konzepte und drogenpolitische Alternativen zur Sprache.

Abgerundet wird das Buch durch einen Anhang, der eine historische Übersichtstabelle und ein Drogenkompendium enthält.

Wir verstehen die Kapitelabfolge nicht nur als Materialgliederung, sondern auch als symbolische Ordnung. Um nicht nur die Notwendigkeit, sondern auch die Möglichkeit einer Veränderung aufzuzeigen, betrachten wir das Drogenproblem in allen drei Zeitdimensionen – Vergangenheit, Gegenwart, Zukunft. Verschiedentlich konnten wir die Erfahrung machen, daß geschichtliche Kenntnisse (d. h. ein Bewußtsein von der Zeitbedingtheit und der Realitivität der modernen Drogenprohibition) wichtig sind für die Begründung von drogenpolitischen Änderungen und für das Durchhalten von Durststrecken, wie sie im Bereich der Drogenpolitik allenthalben auftreten. Dieser Dialog zwischen Geschichtswissenschaft und Politik ermöglicht auch ein neues Verständnis einer künftigen Drogenkultur: einer Drogenkultur, die aus der aktuellen Situation, in der sich polizeiliche Verfolgung (von illegalen Drogen) und verführerische Vermarktung (der legalen Drogen) die Hand reichen, hinausführen könnte. Jenseits dieses repressiv-kommerziellen Doppelangebots könnten Drogen künftig wieder ihre Ambivalenz zurückgewinnen, die sie während Jahrtausenden hatten. Das Lernen eines neuen, selbstbestimmten Umgangs mit solchen Stoffen (oder des Verzichts auf sie) könnte sie vom dämonischen Schrecken ebenso befreien wie von der gedankenlosen Selbstverständlichkeit ihres Konsums. Mit einer solchen Entwicklung verbunden wären sicher ein Verlust an Dramatik und eine Zunahme von Irritationen. Beides könnte sich heute vorteilhaft auswirken.

Drogen und Drogenprohibition – historische und zeitgenössische Erfahrungen

J. Tanner

»Opium für das Volk«? Worum geht es bei der Drogengeschichte?

Der Begriff »Droge« verweist auf ganz unterschiedliche Phänomene und Probleme, mit denen sich Gesellschaften auseinanderzusetzen haben. In unserem Alltagsverständnis sind Drogen zunächst jene Stoffe, die im Verlauf des 20. Jahrhunderts zunehmend in die Illegalität abgedrängt und zu »Rauschgiften« umdefiniert wurden. Für einen historischen Rückblick erweist sich ein solcher Drogenbegriff als unbrauchbar, setzt er doch das voraus, was es gerade zu erklären gilt: Warum gelten – zu verschiedenen Zeiten und an verschiedenen Orten – einige Substanzen mit pharmakologisch-bewußtseinsverändernder Wirkung als willkommene Genuß- und Heilmittel, während in anderen gefährliche Flucht- und Suchtstoffe erkannt werden? Der Blick zurück in die Vergangenheit legt zuerst einmal Strukturen von langer Dauer frei, die mehrmals durch tiefgreifende Veränderungen aufgebrochen wurden. Drogen lassen sich hierbei nicht isoliert betrachten, betrafen doch solche Umbrüche auch die materielle Kultur und die Orientierungshorizonte von Menschen (und letztlich der ganzen Menschheit).

Mit der neolithischen Revolution, d. h. mit dem Übergang von einer nomadisierenden zu einer seßhaften, produzierenden Gesellschaft (mit Ackerbau und Viehzucht), der vor etwa 10 000 Jahren einsetzte, wurden nach und nach die Voraussetzungen für großräumige Herrschaftstechniken und – in engem Wechselverhältnis damit – für eine schriftliche Überlieferung geschaffen. Die frühesten Spuren von Drogen reichen in diese Zeit zurück; die ältesten Berichte über Alkohol und Opium sind um die 6 000 Jahre alt. Ein zusammenhängendes Bild über den Gebrauch und die Bedeutung dieser Substanzen läßt sich aus diesen Informationen nicht gewinnen. Erst in der Antike – in Griechenland und Rom – kam ein intensiver Austausch zwischen verschiedensten Kulturen der damals bekannten Welt zustande, und so hat das überlieferte Drogenwissen in den Jahrhunderten vor Beginn unserer Zeitrechnung stark zugenommen. Weitere Zäsuren stellten im Mittelalter die christlichen Kreuzzüge im »Morgenland« und die mit dem 16. Jahrhundert beginnende koloniale Expansion Europas dar. Die Beziehungen zur arabisch-islamischen Welt und die Eroberung Amerikas brachten nicht nur neue Kenntnisse über Drogen, sondern auch neue Stoffe in die »Alte Welt«: Branntwein, Kaffee und Zucker aus dem Orient; Tabak, Kakao, Koka, später auch Meskalin aus Westindien und Amerika. Von Europa aus wurden sie wiederum in alle Himmelsrichtungen verbreitet. Der Branntwein trug zur raschen Zerstörung indigener Kulturen auf dem amerikanischen Kontinent bei; anhand der phänomenalen Erfolgsgeschichte der heute weltweit am stärksten verbreiteten Droge, des Tabaks, läßt sich der Fortgang der kolonialen Eroberungen nachvollziehen.

In Europa wurden Alkohol, Tabak und Kaffee damals zu Kristallisationspunkten einer gesellschaftlichen Orientierungskrise; über die Bekämpfung dieser Stoffe festigten sich längerfristig neue Deutungsmuster und Herrschaftsstrukturen. In der Folge begann sich die historische Entwicklung zu beschleunigen. Die industrielle

Revolution und die damit verbundene Umwälzung sozialer Strukturen (Verstädterung, Kommerzialisierung) markierte den nächsten Einschnitt. Die industriellen Arbeitsverhältnisse förderten den Massenkonsum von Drogen – insbesondere Alkohol und Opium, aber auch Tee, Kaffee und Tabak –, und gleichzeitig wurden die in den Unterschichten sich ausbreitenden Konsumgewohnheiten zu einem gesellschaftlichen Problem gemacht: Aufgeklärte Ober- und Mittelschichten setzten sich neben der »sozialen Frage« auch intensiv mit der »Alkoholfrage« und der »Opiumfrage« auseinander und entwickelten Lösungsvorschläge, die sich als kollektive Psychogramme von Industriegesellschaften lesen lassen, standen sie doch im Zeichen der Hygiene und der Rationalisierung. Damals setzte eine verstärkte Problematisierung jener Stoffe (Opiate, Koka, Cannabis) ein, die im Verlauf des 20. Jahrhunderts weltweit einer prohibitiven Betäubungsmittelgesetzgebung unterworfen werden sollten. Im ausgehenden 19. Jahrhundert entwickelten sich jenes Verständnis und jener Gebrauch von Drogen, die die bis heute maßgeblichen Konzepte ihrer fiskalischen Besteuerung, politischer Regulierung und polizeilicher Repression bestimmen sollten.

Seit der Antike und verstärkt seit dem Beginn der Neuzeit findet ein ärztlicher Diskurs über die Einwirkungen verschiedener Stoffe auf den sie konsumierenden Menschen statt. Dabei zeigt es sich, daß ihre chemischen, toxikologischen oder pharmakologischen Eigenschaften eine eher untergeordnete Rolle spielen, wenn man die unterschiedlichen und immerzu sich wandelnden Auffassungen über Drogen, die vielfältigen Formen ihres Gebrauchs und ihre facettenreichen Bedeutungen erklären will. Es gibt zweifellos Unterschiede zwischen einzelnen Substanzen, die wir unter dem Begriff Drogen einreihen können – z. B. zwischen Tabak und Heroin.

Doch wenn die sozialmedizinischen Probleme, die gesundheitlichen Gefährdungen und der Grad der Abhängigkeit zu Kriterien einer Bewertung gemacht werden, dann versagen Klassifikationsschemata, die als Grundlage für eine objektive Evaluation dienen könnten. Unsere Gesellschaft vergißt andauernd die Tatsache, daß Tabakkonsum sehr viele Opfer fordert. In der massenmedialen Repräsentation des Drogenproblems erreicht der durch Tabak verursachte Tod nie jenen Aufmerksamkeitswert wie die »Herointoten«. Mit beiden Stoffen sind offenbar jeweils ganz andere Assoziationen verbunden. Gesellschaftlich wiederum anders interpretiert werden exzessives Alkoholtrinken und Haschischrauchen, während Kaffee – vor einigen Jahrhunderten ein verfolgtes, stigmatisiertes Getränk – weiterhin als psychomotorisches Regenerationsmedium unserer Leistungsgesellschaft geschätzt wird. Es gibt also, bezogen auf das, was »Drogen« genannt werden kann, einen doppelten (oder besser: mehrfach abgestuften) Bewertungsstandard. Wie das Beispiel Tabak in den letzten beiden Jahrzehnten zeigt, verändert sich die Platzierung von Substanzen in diesem Kontinuum, das von »Genuß« bis »Sucht« reicht, fortwährend.

Drogen sind nicht nur Gegenstand medialer Berichterstattung, sie lassen sich auch selber als Medium begreifen. Drogen transportieren Bedeutungen. Über Drogen kann eine Gesellschaft ihre eigenen Probleme, ihre sozialen Abhängigkeitsverhältnisse und Funktionsdefizite, ihre psychischen Anpassungsschwierigkeiten, ihre kulturellen Komplexe verdrängen und vergessen. In diesm symptomatischen Sinn hat jede Gesellschaft ihr Drogenproblem, und es läßt sich sagen, daß es nie Gesellschaften ohne Drogen gegeben hat – und aller Voraussicht nach auch nie geben wird. Drogen sind gleichzeitig Katalysatoren, die auf gesellschaftliche Prozesse einwirken. Kulturelle Differenzierung und soziale Hierarchisierung sind häufig über Drogenkonsum vermittelt, wobei hier Fremdwahrnehmung und Selbstdefinition zusammenspielen. Indem Drogen stigmatisiert und verfolgt werden, bekommen jene, die sie konsumieren, Schwierigkeiten. Sie werden degradiert, and den Rand gedrängt, ausgegrenzt, eingesperrt. Indem der Gebrauch von Drogen ritualisiert wird, kann er zur Festigung von subkulturellen Gruppenidentitäten beitragen. Drogen sind – so läßt sich verallgemeinernd sagen – sowohl ein Mittel der Herrschaftsausübung und der Fremdbestimmung als auch ein Medium des Widerstandes und der Selbstfindung. Diese Zweischneidigkeit, die es nötig macht, den sozialen und kulturellen Kontext des Gebrauchs von Drogen im Auge zu behalten, läßt sich durch die ganze Geschichte hindurch bis heute verfolgen.

Von Karl Marx stammt der Satz, Religion sei »Opium für das Volk«. Marx hat das natürlich nicht zustimmend, sondern in kritischer Absicht formuliert. Opium galt ihm, dem wissenschaftlichen Theoretiker der Arbeiterbewegung (wie er sich selber verstand), als Mittel zur Einnebelung eines klaren Klassenbewußtseins und zum Gefügigmachen jener Menschen, die als Arbeitskräfte in den Industrialisierungsprozeß eingegliedert wurden. Drogenkonsum als Ablenkung von ungerechter Verteilung, von Not und Ausbeutung, als Mittel zur Konservierung der bestehenden Sozialstrukturen: Alkohol und Opium spielten im 19. Jahrhundert diese Rolle in starkem Ausmaß. Das Tagträumen mittels Drogen milderte die harten Konturen der industriellen und landwirtschaftlichen Arbeit ab, machte Menschen gefügiger und festigte die bestehende Herrschaftsstruktur. In harten Konfrontationen zwischen rivalisierenden ethnischen Gruppen dienten Drogen hin und wieder auch als effizientes Mittel der Kulturzerstörung – als Beispiel sei nochmals der exzessive Schnapskonsum der indigenen Ethnien in Amerika genannt.

Drogen waren und sind auch für den Fiskus von Bedeutung. Der Staat entwickelte einen ansehnlichen Einfallsreichtum, wenn es darum ging, aus dem Konsum von Alkohol, Tabak und weiteren Stoffen Einnahmen zu gewinnen. Seit dem Ausbau des Steuersystems läßt sich ein Interesse des Staates an der Ausweitung des Konsums bestimmter Drogen (insbesondere von Tabak) konstatieren. Umgekehrt, d. h. mit Blick von unten, können Drogen die soziale Kohäsion und die subkulturelle Selbstverständigung von Randgruppen stärken. Aus der Sicht der Herrschaftsträger geht es dann nicht mehr darum, den Konsum zu fördern, sondern ihn zu verbieten. Drogen werden zu etwas Negativem, sie müssen unterdrückt, verboten werden. Drogenprohibition stellt damit auch eine symbolische Statusdegradierung ethnischer Minoritäten dar. Sie ermöglicht es, mißliebige soziale Gruppen einer Kontrolle von oben zu unterwerfen, sie zu kriminalisieren und sie zum Spielball mächtiger gesellschaftlicher Instanzen – der Polizei, der Justiz, der Administration – zu machen.

Diese Ausführungen sollten zeigen, daß Drogen auch kulturelle Konstrukte, sozial konstruierte Realitäten sind. Auf andere Weise sind sie kaum zu verstehen. Drogen wirken in sozialen Beziehungen; über ihre Ablehnung wird Normalität bekräftigt, Ausgrenzung praktiziert; über ihren Gebrauch werden Gruppenindentitäten gestiftet und gefestigt, Hoffnungen projiziert, Wünsche ausgelebt. Für den Historiker sind Drogen damit analytische Sonden, die es ermöglichen, ein differenziertes Bild einer Gesellschaft (bzw. von historischen Prozessen) zu gewinnen.

Im großen Überblick ist es bemerkenswert, daß jene Stoffe, die heute im Bennpunkt der Drogendiskussion stehen, bis ins ausgehende 19. Jahrhundert hinein keine herausragende Aufmerksamkeit zu erregen vermochten. Vor der Entstehung der modernen Betäubungsmittelprohibition, die sich zuerst gegen Opiate richtete, waren es ganz andere, heute legale Genußmittel, die im Zentrum der Bekämpfungsstrategien standen. Es ist deshalb sinnvoll, eine *alte Prohibition* von einer *neuen Prohibition* zu unterscheiden; und diese Unterscheidung betrifft sowohl die Stoffe selbst als auch ganz bestimmte Vorstellungen, die man von ihnen hatte. Dies zu veranschaulichen (und uns so für die heute anstehenden Probleme zu sensibilisieren) ist das Ziel der folgenden Ausführungen, mit denen wir uns der Drogenkrise des 16. und 17. Jahrhunderts zuwenden wollen.

Drogenprohibition
und koloniale Expansion

Die Etymologie des Drogenbegriffs zeigt, daß früher »Droge« noch kaum mit »Problem« konnotiert war. Im 16. und 17. Jahrhundert begann sich der Begriff der »Droge« auszubreiten. Das Duden-Etymologiewörterbuch stellt fest, daß der Begriff »drogue« damals aus dem Französischen ins Deutsche übernommen wurde und ursprünglich im Niederländischen in der Wendung »droge-fate« (»trockene Fässer«, d. h. Packfässer mit Trockenware) vorkam. Daneben existiert auch die Vermutung, das Wort stamme aus dem Arabischen. Umgangssprachlich wurde es für getrocknete Präparate pflanzlichen, tierischen oder mineralischen Ursprungs verwendet; sie wurden als Stimulantien, Heilmittel oder Gewürze verwendet. Noch in *J.C. Schweizer's Wörterbuch zur Erklärung fremder aus anderen Sprachen in die deutsche aufgenommener Wörter und Redensarten* (das im Jahre 1823 in Zürich erschien) werden Spezereien und Würze als Drogue bezeichnet. Unter den Begriffen droggieren, droguieren, drokieren wird ausgeführt: »(vom holländ. drooge, trocken), mit getrockneten Spezereyen handeln. Daher: Drogist, Droguist (franz.), Gewürz- und Spezereihändler, Materialist, Daher: Droguisterey, Spezereyhandel, Handel mit Arzney-Waaren.«

Drogenhandel: das war damals eine nutzenstiftende Quelle für die Akkumulation von Reichtum.

Offensichtlich wurde also noch bis weit ins 19. Jahrhundert hinein unter »Droge« etwas ganz anderes verstanden als dann im 20. Jahrhundert. Aber alte Bedeutungen überlebten, derweil neue auftauchen, so daß sich eine »Gleichzeitigkeit des Ungleichzeitigen« der Bedeutungen einstellte. Das, was im 16. Jahrhundert unter »Droge« verstanden wurde, ist auch heute noch präsent im Wort der »Drogerie« – obwohl es inzwischen keine Brücke zwischen dem sogenannten »Drogenproblem« und der »Drogerie« mehr gibt. Denn seit dem 19. Jahrhundert wurde die semantische Verbindung zwischen Drogen, Sucht und Rauschgift hergestellt. Heute ist Drogenhandel etwas Kriminelles und der entsprechende Vorwurf ehrenrührig: Wer andere als Drogenhändler bezeichnet, muß mit einer gerichtlichen Auseinandersetzung rechnen.

Wenn also von einer »Drogenkrise« des 16./17. Jahrhunderts die Rede ist, so können wir nicht dem zeitgenössischen Sprachgebrauch folgen, sondern müssen herauszufinden versuchen, welche Stoffe es waren, die damals die Gesellschaft in Unordnung versetzten und ein »Drogenproblem« heraufbeschworen. Drei Substanzen standen im Zentrum der damaligen Kontroversen: der aus der Neuen Welt von den Westindischen Inseln eingeführte Tabak, der aus Arabien stammende Kaffee und der mittels einer neuen, ebenfalls im islamischen Kulturkreis entwickelten Destillationstechnik hergestellte Branntwein, der gegenüber den längstbekannten gegorenen Getränken (Bier, Wein, Most) den Weg zum Rausch enorm verkürzte. Auf diese drei Stoffe konzentrierten sich die Befürchtungen und Bemühungen. Gemessen an der Flut von Publikationen, die seit dem 16. Jahrhundert auftauchten, mußten die Zeitgenossen den Eindruck bekommen, die Christenheit gehe alsbald im Branntwein unter. Der Reformator Martin Luther (1483–1546) erklärte jedenfalls in den 1530er Jahren, das Branntweintrinken habe sich flutartig ausgebreitet und in einer Weise überhand genommen, daß es in Deutschland bald keine wahren Christen mehr gäbe. Bezüglich des neuen, bisher unbekannten Tabaks herrschte anfänglich eine abgrundtiefe Irritation vor, die sich in der Schwierigkeit ausdrückte, diesen Konsumvorgang angemessen zu beschreiben. »Saufen von Nebel« und »Trinken von Rauch« sind sprachliche Hilfswendungen, die sich in den Quellen finden lassen.

Die Drogen Tabak, Branntwein, Kaffee, aber auch Tee und Kakao wurden damals rhetorisch effektvoll stigmatisiert, verfolgt und – bei Androhung drakonischer Strafen für Zuwiderhandlungen, in einigen Ländern mit der Todesstrafe – verboten. Dahinter steckten auch wirtschaftliche Interessen der absolutistischen Staatswesen. Die vielleicht bedeutendste Antidrogenkampagne der frühen Neuzeit wurde von König Jakob I. von England zu Beginn des 17. Jahrhunderts gegen den Tabak eröffnet; in seinem 1604 publizierten Opus *The Counterblast to Tabaco* rief der Monarch zum bedingungslosen Kampf gegen diese Droge auf; ein Kampf, der primär dazu dienen sollte, dem Hauptfeind Spanien, der das Monopol des Tabakimports aus der Neuen Welt innehatte, eine lukrative Einnahmequelle zu verstopfen. Drastische Zollerhöhungen im Ausmaß von 4 000 % brachten jedoch den Schmuggel wie nie zuvor zum Blühen. Das offensichtliche Scheitern dieser englischen Antitabakkampagne ist nur ein Beispiel unter vielen. Gregory Austin (1982) stellt zusammenfassend fest: »Selbst eine flüchtige Untersuchung der Geschichte des Drogengenusses zeigt, daß Kontrollbestrebungen wesentlich häufiger scheiterten als erfolgreich waren. Das Versagen sämtlicher religiöser, politischer und medizinischer Warnungen, Verbote und Strafen, die den Genuß von Alkohol, Kaffee und Tabak in dieser Periode einschränken sollten, liefert ein instruktives Beispiel für die Grenzen, die menschlichen Bemühungen im Umgang mit einer verbreiteten Droge gesetzt sind.« Nicht nur diese ernüchternden Erfahrungen im Verbot mit berauschenden oder doch stimulierenden Drogen hatten zur Folge, daß der Trend damals längerfristig von der Prohibition weg und hin zu einem Staatsmonopol führte. Der obenerwähnte englische Antitabakkampf ist für diesen Sachverhalt ebenfalls ein gutes Beispiel, dauerte er doch genau so lange, bis es möglich wurde, durch steigenden Eigenanbau in Nordamerika die spanische Konkurrenz auszuschalten und bis der Staat entdeckt hatte, daß steigende Tabakumsätze für die Erhöhung der Staatseinnahmen genutzt werden konnten. Ab 1619 begann Jakob I., vom drogenpolitischen Saulus zum Paulus geworden, seine schützende Hand über dem Tabak auszubreiten. Dennoch blieben dieser und auch die anderen Stoffe in den Gesellschaften des Ancien régime ein latentes, immer wieder hart aufbrechendes Problem.

Die Hintergründe, die diese Phase (nach den Worten von Austin) zu einer der »unruhigsten Perioden« und zu einem »Einschnitt in der westlichen Drogengeschichte« machten, sind evident. Damals kam es zu einer Kumulation von wichtigen Neuerungen und Veränderungen. Das Jahr 1492 markierte den Auftakt zur sogenannten »Entdeckung Amerikas», die alsbald in eine militärische und kulturelle Eroberung ganzer Kontinente durch die europäischen Mächte überging. Der Horizont der abendländischen Kultur öffnete sich in folgenschwerer Weise – folgenschwer nicht nur für die autochthonen Kulturen in den neuen Kolonien, die zum großen Teil ausgelöscht oder aber nachhaltig verändert wurden, sondern auch für Europa selber. Denn der Eroberer sah sich mit vielfältigen Rückwirkungen der eigenen Expansion konfrontiert, denen er häufig hilflos gegenüberstand – es ließe sich hier von der Nemesis des Fremden in der eigenen Kultur sprechen. Dazu kam, daß der sich formierende absolutistische Territorialstaat sich damals innerlich zu konsolidieren vermochte: Die neuen Herrschaftsträger bauten Bürokratien, Steuersysteme und stehende Heere aus – alles Entwicklungen, die Auswirkungen auf den Drogenkonsum hatten. Das gedruckte Buch und damit das schriftliche Wort setzte seinen Siegeszug gegenüber den mündlichen Kulturen und Traditionen fort; es läßt sich in diesem Zusammenhang die These formulieren, daß die starke Zunahme an Pro- und Kontra-Literatur zu Substanzen wie Alkohol, Kaffee und Tabak, die eines der Phänomene der damaligen Drogenkrise war, nicht nur auf neue Stoffe und veränderte Konsummuster zurückzuführen war, sondern daß der Durchbruch des ersten Massenmediums, des Buches, eben auch die Sensibilisierung für gesellschaftliche Probleme und die Ausbreitung von Ideen förderte. Zugleich wurde damals die moderne, gegen die theologischen Weltentwürfe gerichtete Naturwissenschaft immer wichtiger; mit dem zunehmenden Prestige rationaler Erklärungsmodelle wurden Rausch und ekstatische Zustände gerade bei jenen, die sich darüber schriftlich zu äußern imstande waren, zunehmend als suspekt und gefährlich betrachtet. Über Drogen, d. h. über den Gebrauch von neuen, ungewohnten, als fremd und exotisch empfundenen Substanzen, wurden damit gesellschaftliche Probleme thematisiert. Unkontrollierter Drogengenuß schien die Machtstrukturen zu bedrohen, denn mit der Ablösung des Konsums vom (angeborenen) Status geriet eine starre Sozialhierarchie ins Wanken. Folgerichtig wurde die unkontrollierte Ausbreitung dieser Stoffe als Angriff auf die ganze

»gottgewollte Ordnung« interpretiert; ihr Konsum wurde über zwei Jahrhunderte hinweg verfolgt, bekämpft, unterdrückt.

Es gibt jedoch noch eine andere Tradition der Drogen, eine, die im Stillen verläuft. Der italienische Kulturhistoriker Piero Camporesi hat diese »geheime Geschichte« in einer anregenden Untersuchung: *Das Brot der Träume. Hunger und Halluzination im vorindustriellen Europa* (1990) herausgearbeitet. Camporesi zeigt, wie die Rauschzustände, Hysterien und Delirien, denen die Armen damals verfielen, mit Armut und Hunger zusammenhingen. Das »Brot der Armen« war deshalb oft ein »Brot der Träume«, weil es sich um eine Ersatznahrung handelte: um »Brot«, das aus verschiedensten, mitunter halluzinogen, psychotomimetisch und euphorisch wirkenden Surrogaten zusammengesetzt wurde. Mohn, Hanf, Mutterkorn und Nachtschattengewächse wurden zu Ingredienzien der Alltagsernährung. Daneben gab es eine ganze Reihe von weiteren Pflanzen, die für diese Zwecke benutzt wurden. In historischen Dokumenten läßt sich seit Beginn des 16. Jahrhunderts eine Verlagerung der Aufmerksamkeit feststellen. In Rezepten und Arzneibüchern verschwanden Stechapfel, Mandragora, Bilsenkraut und Tollkirsche aus den Aufzählungen. Häufig genannt wurden nun Rhabarber, Ipekakuanha (Brechwurzel), Chinarinde, Opium, Fingerhut und Mutterkorn; Paracelsus bezeichnete diese Pflanzen als die sechs einfachen Prinzipien. Solche Quellenbefunde können unterschiedlich interpretiert werden: Dies läßt auf eine tatsächlich rückläufige Bedeutung der nicht mehr aufgezählten Arten schließen. Es kann aber auch die These begründet werden, das gelehrte Wissen um die Ernährungsweise breiter Bevölkerungsgruppen habe damals abgenommen. Wie auch immer: Camporesi geht davon aus, daß die »Kultur des Hungers« aufgrund des

Gebrauchs solcher halluzinogen wirkender Stoffe immer wiederkehrende Wunschphantasien und Paradiesvorstellungen hervorrief. Diese Sichtweise vermag kollektive Erinnerungen und Rituale mit den Lebensbedingungen und der Alltagskultur der armen Bevölkerungsschichten zu vermitteln. Das, was die gesellschaftlichen Autoritäten als Wahnvorstellungen von Untertanen wahrnahmen, war ein integraler Bestandteil einer Armenkost, die so vielleicht nicht immer den Hunger aus der Welt schaffen konnte, diesen jedoch erträglicher machte.

Die bisherige Schilderung war stark europazentriert. Behandelt wurden Drogen die – wie Tabak und Kakao – im Zuge der kolonialen Expansion in den europäischen Kulturkreis Eingang fanden. Die zunehmende Nachfrage nach solchen Stoffen in Europa stand dabei in einem direkten Zusammenhang mit der Kolonialisierung der landwirtschaftlichen Produktion, zuerst auf den Westindischen Inseln, dann in Süd- und weiten Teilen Nordamerikas. Für die Herausbildung eines kapitalistischen Weltsystems und des sog. Dreieckhandels zwischen Europa, Afrika und Amerika hatte die Veränderung der europäischen Drogenkultur eine entscheidende Bedeutung, standen doch die Institution der Sklaverei, die Einführung der Plantagenwirtschaft und der Aufstieg neuer Genußmittel in Europa in einer engen Wechselwirkung. Das heißt nicht, daß nicht auch in umgekehrter Richtung Pflanzen, Tiere, Gegenstände, Umgangsformen den Weg über den Atlantik fanden. Als Beispiel seien hier »Feuerwasser« und »Feuerwaffe« mit ihrer oft destruktiven Wirkung auf die indigenen Kulturen genannt.

Es gab indessen nicht nur Austausch, sondern auch ein Weiterleben einer alten Drogenkultur in den kolonialisierten Regionen. Der Konsum von Drogen, also von Stoffen, die bewußt aufgrund ihrer bewußtseinsverändernden Wirkung konsumiert wurden, war hier oft konstitutiv für das kulturelle Selbstverständnis von indigenen Ethnien. Mit deren Eingliederung in die europäischen Kolonialreiche und mit der darauffolgenden Intensivierung kolonialer Herrschaft veränderten sich indessen die Bedeutung drogenzentrierter religiöser Rituale und die Funktion des Alltagsgebrauchs solcher Stoffe. Mit Eric J. Hobsbawm (1983) läßt sich feststellen, daß alte Gebräuche (customs) häufig dann in bewußte Traditionen (traditions) umgewandelt werden, wenn sie durch Fremdbestimmung unter Druck geraten. In der Neuen Welt wurden auf diese Weise seit langem praktizierte Drogenkulte als sakrale Traditionen fortgesetzt. Gleichzeitig lassen sich Versuche beobachten, diese Stoffe zu Herrschaftszwecken zu funktionalisieren oder aber sie auszurotten. Dies soll am Beispiel des Peyotl und der Koka dargestellt werden:

Beim Peyotl (Peyote) handelt es sich um den getrockneten, in Scheiben geschnittenen oberirdischen Teil einer Kaktusart, die Meskalin und eine Reihe weiterer Alkaloide enthält. Der Peyotl war seit undenklichen Zeiten die Kulturdroge der Huichol-Indianer im Hochland von Mexiko. Diese Droge stellte nach ihrer eigenen Ansicht das Zentrum ihrer kulturellen Identität dar. Ein Verlust des Peyotlkultes mußte im Selbstverständnis dieser ethnischen Gruppe das Ende bedeuten. Bereits um 1520 begannen die spanischen Mönche, die im rituellen Drogengebrauch eine heidnische Veranstaltung sahen, ihre Angriffe gegen den Peyotlkonsum. Die Huichol-Indianer zogen sich in gebirgige Gegenden zurück und konnten in diesen unzugänglichen Gebieten für 200 Jahre außerhalb der spanischen Kontrolle leben. Da der Kaktus jedoch nur im Tal des Rio Grande und südlich davon in Mexiko wächst, mußten sie Jahr für Jahr lange und minutiös vorbereitete Expeditionen in die von

Weißen beherrschten Gebiete machen, um zu ihrem Peyotl zu kommen; die Bezeichnung »den Heiligen Hirsch jagen« weist darauf hin, daß die Huichol annahmen, der Peyotl würde auf den Spuren einer Gottheit in Hirschgestalt wachsen. Diese Vorstellung wurde über Jahrhunderte tradiert. Peyotl wurde dann an der Wende vom 19. zum 20. Jahrhundert zur Sakralsubstanz einer in ganz Nordamerika sich ausbreitenden Religion. Der zunehmende Druck auf die Indianer, die mit der Erschließung des amerikanischen Westens systematisch aus ihren angestammten Jagdgründen vertrieben und in Reservaten zusammengezogen wurden, hatte Gegenreaktionen zur Folge, die sich auch auf Drogenkonsum erstreckten. Eine zentrale Rolle spielte hier eben der Peyotl, der nun weit über das ursprüngliche Konsumgebiet hinaus zu einem Symbol für indianischen Widerstand gegen weiße Kulturhegemonie wurde. 1906 entstand eine lockere, über die einzelnen Stammesgrenzen hinausreichende Vereinigung, die »Mescal Bean Eaters«; 1909 nannten sich diese dann »Union Church«. Als 1918 das Bureau of Indian Affairs einen Vorstoß zur Illegalisierung des Peyotl unternahm, wurde schließlich ein noch festerer Zusammenschluß, die »Native American Church« gegründet, die sich ab 1944 Native American Church of the United States nennt und die den Peyotlgebrauch mit dem Argument der Religionsfreiheit erfolgreich vor der Illegalisierung schützen konnte. Die katholische Kirche stellte nach dem Zweiten Weltkrieg jedoch erneut die »complete incompatibility« zwischen ihr und dem Peyotismus fest; ein US-Beamter drückte es pragmatischer aus: »Wenn sie Peyotl genommen haben, gehorchen sie uns nicht.«

Parallelen zum Peyotl weist Koka auf. Die Droge, die der Kokastrauch liefert, wurde zuerst verboten, dann gefördert und schließlich – im 20. Jahrhundert – wiederum verboten. Als Droge von autochthonen südamerikanischen Bevölkerungen wurde Koka – gleichermaßen wie Peyotl – von den Kolonialherren zunächst einmal mit »Götzendienst« in Verbindung gebracht. Gescheiterte Bekehrungsversuche von Missionaren wurden auf das hartnäckige Festhalten am Kokakonsum zurückgeführt, und der Stoff wurde von den Europäern zunehmend dämonisiert. Die katholische Kirche verbot den Kokakonsum flächendeckend. Doch gleichzeitig entdeckten die Betreiber von Silber- und Goldbergwerken, daß Indianer, die Kokablätter kauten, länger gesund und auch bei schlechter Ernährung leistungsfähiger blieben. Damit entstand eine neue Bewertungsbasis für diesen Stoff. Entgegen einem Konzilsbeschluß der katholischen Kirche, der auf die totale Unterdrückung von Koka abzielte, begannen Bergwerkunternehmer die Kokapflanzungen der Inkas im Gebiet des heutigen Peru wieder einzurichten. Der Kokaanbau wurde unter einem Monopolregime betrieben; die spanische Kolonialverwaltung vergab die Genehmigung zum Kokaanbau an weiße Pflanzer und kam auf diese Weise auf ihre eigene Rechnung. Koka wurde zu einem billigen Zahlungsmittel für Grubenarbeiter, und die Spanier begannen ihre Wahrnehmung vom heidnischen Ritual auf die wirtschaftliche Produktivität umzupolen: einzelne Autoren entwickelten geradezu phantastische Vorstellungen vom leistungssteigernden Effekt des Kokablätterkauens. »Die Indios in den Minen können 36 Stunden unter Tag bleiben ohne zu schlafen und zu essen«, schrieb Mitte des 16. Jahrhunderts ein Conquistador an den König. Koka war ein Mittel exzessiver Ausbeutung geworden – auch wenn ein ritueller selbstbestimmter Gebrauch fortdauerte.

Insgesamt zeigen diese Beispiele, daß Drogen, die sich nicht wie Tabak gewinnbringend in die europäischen Gesellschaften integrieren ließen, in einer ersten

Phase der Kolonialisierung auf Unverständnis stießen und der Ächtung durch die Kolonialherren anheimfielen – dies mit dem Ziel, die kulturellen Gruppen, in denen sie eine zum Teil zentrale Rolle spielten, zu stigmatisieren und zu disziplinieren. Während Peyotl für den Anschluß an eine leistungsfähige Arbeitsgesellschaft hinderlich war, konnte Koka für wirtschaftliche Zielsetzungen genutzt werden und sich so während langer Zeit eine gewisse Akzeptanz verschaffen. Wie wir sehen werden, wurde Koka (zusammen mit dem in den 1850er Jahren entdeckten Kokaalkaloid Kokain) dann im Rahmen der Drogenprohibition des 20. Jahrhunderts erneut verboten – was die internationale Verbreitung dieses Stoffes, dessen Konsum auch heute wieder stark mit harten Leistungsanforderungen zusammenhängt, nicht verhindern konnte (Abb. 3).

Zusammenfassend läßt sich festhalten, daß zwischen dem Kolonialismus in der Neuen und der Drogen-

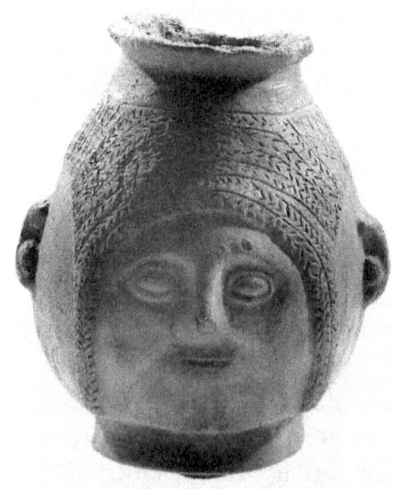

Abb. 3. Die Tonurne aus einem peruanischen Grab zeigt einen Kokakauer mit einem Kokabissen in der rechten Wange. (Völkerkundemuseum Basel).

krise in der Alten Welt eine enge Wechselwirkung bestand. Die Beeinflussung lief in beiden Richtungen: Tabak gehört ebenso zu den langfristig bedeutsamen Kulturtransfers von Amerika nach Europa wie andere Nahrungs- und Genußmittel, an die wir uns längst gewöhnt haben – ich erwähne nur Kartoffel, Mais, Tomate, Kakao, Vanille, Maniok, Avocado, Ananas, Wildreis. Die Sprache der Maya ist durch die Begriffe Zigarre und deren Diminutiv Zigarette bis heute in unserem Alltagsleben präsent. Umgekehrt gab es auch eine massive europäische Einmischung in die Gesellschaften der Neuen Welt und in den dort üblichen Drogengebrauch. Wenn die kolonialen Beziehungen nicht so machtdurchsetzt, so asymmetrisch, so einseitig gewesen wären, könnte man hier durchaus von »Kulturaustausch« sprechen. Vielleicht ist »Kulturkollision« der angemessenere Begriff, der auch die Ausplünderung und die unwiderruflichen Zerstörungen beinhaltet, die mit dem Kolonialismus in der Neuen Welt angerichtet wurden. Drogen konnten ambivalente Wirkungen aufweisen und aufgrund ihrer pharmakologischen und halluzinogenen Wirkung durchaus dem Interesse nach politischer Herrschaftsstabilisierung und wirtschaftlicher Produktivitätssteigerung dienen und sowohl dem Staat wie Händlern kommerziell-finanzielle Vorteile bringen.

Gleichzeitig fungierten – oft dieselben – Drogen auch immer als Symbole des Widerstandes gegen Herrschaft und Ausbeutung, als Kitt für soziokulturellen Zusammenhalt von ethnischen Minderheiten. Im einen Falle wurde ihre Ausbreitung aus politischen Opportunitäts- und ökonomischen Profitgründen gefördert – im anderen Falle wurden sie dämonisiert. Am Beispiel der Koka wurde deutlich, daß ein und derselbe Stoff von den einen verboten, von den anderen vermarktet und von dritten als sakrale Droge in religiösen Ritualen weiterverwendet werden konnte – daß unter solchen Umständen eine Verständigung über die Wirkungen und Bedeutungen des Stoffes schwierig war, versteht sich von selbst. Alle sprachen von Koka – und meinten doch etwas völlig anderes. Koloniale Gewaltausübung hat nicht nur mit explizit ausformulierten Herrschaftsstrategien, der Eroberung von Territorien, der Bekehrung von »Heiden«, sondern auch etwas mit dieser Konfusion, mit diesen kulturellen Mißverständnissen zu tun. Am Beispiel des Peyotl bzw. seiner Wirksubstanz, des Meskalins, zeigt sich, wie die Auseinandersetzungen zwischen der hegemonialen weißen und einer Vielzahl von »farbigen« Kulturen schon in der Ausgangskonstellation des 16. Jahrhunderts, in der damals einsetzenden Verfolgungspraxis gegen »fremde Substanzen«, angelegt war und wie diese Geschichte von kolonialer Unterdrückung und subkulturellem Widerstand bis ins 20. Jahrhundert hineinreicht.

Die unter dem Sammelbegriff Drogen zusammengefaßten Stoffe sind offensichtlich polyvalent und multifunktional. Apodiktische Ansichten, die davon ausgehen, Drogen seien entweder ein Vehikel der Befreiung oder ein Mittel der Unterdrückung, sind in fast allen Fällen falsch. Meistens sind die Übergänge fließend, die Konturen unscharf. Es kommt immer auf die ganz konkrete historische Konstellation an, ob das Interesse an einer Ausweitung bzw. an einer Bewahrung des Drogenkonsums oder das gegenläufige Interesse an einer Beschränkung bzw. an einem Verbot dieses Konsums dominiert. In Europa vermochten sich jene Drogen, die zu Beginn der Neuzeit für etliche Verunsicherung sorgten, à la longue durchzusetzen. Der aus Arabien kommende Kaffee und der aus der Neuen Welt stammende Tabak sind heute zusammen mit dem Alkohol voll in unseren Alltag integriert. Es handelt sich hier um eine Entwicklung, die im Zusammenhang mit der Niederlage der »alten Prohibition« zu sehen ist: die anfänglichen Verbote erwiesen sich als kontraproduktiv, die Macht der neuen Gewohnheiten und die mit ihr verbündeten wirtschaftlichen und politischen Interessen waren zu stark; man könnte in bezug auf diesen Prozeß von der normativen Kraft des Faktischen sprechen.

Alkohol und das Paradigma der Trunksucht

Alkohol ist *die* Kulturdroge des Okzidents – bis heute haben alkoholische Getränke nicht aufgehört, ein beliebtes Genußmittel und gleichzeitig ein sozialmedizinisches Problem zu sein. Die Problematisierung des Alkohols und der Beginn der Moderne hängen eng zusammen. Das Alkoholtrinken wurde seit dem beginnenden 16. Jahrhundert als ein wichtiges Problem betrachtet, das verschiedenste gesellschaftliche Autoritäten und Instanzen dauernd in Atem hielt. Reich bebilderte Flugblätter wurden in Zirkulation gesetzt, und eine Flut von Broschüren und – ein Novum – ganzen Büchern ergoß sich über die Bevölkerung, die sich auch in steigendem Maße in die Lage versetzt sah, solche gedruckten Publikationen zu lesen. Die beiden im deutschen Sprachraum meistverbreiteten Traktate waren Sebastian Francks *Von dem grewlichen Laster der Trunckenheit* (verfaßt 1531) und Matthäus Friedrichs *Wider den Sauffteufel* (verfaßt 1552). Wenn nun das 16. Jahrhundert, als »Haupt-Zechperiode des deutschen Volkes« tituliert wird, fragt es sich, ob wir hier eine (aus welchen Gründen auch immer) forcierte Wahrnehmung und intensivere Thematisierung alter Konsummuster vor uns haben – oder ob es damals tatsächlich zur Einführung neuer Trinksitten gekommen ist.

Zum letztgenannten Aspekt: Seit dem beginnenden 16. Jahrhundert schien sich der Konsum von Branntwein (aqua vitae oder, wie die Gegner sagen sollten: aqua mortis) damals in verschiedenen Bevölkerungsgruppen auszuweiten. Bisher waren vor allem gegorene Getränke bekannt, die Äthanol enthielten. Äthanol, die chemische Bezeichnung für den Trinkalkohol, entsteht als Endprodukt der alkoholischen Gärung mittels Hefe. Durch den Gärprozeß kommt eine Alkoholkonzentration zwischen 2,5 % und maximal 16 % zustande; Bier und Apfelmost enthalten um die 5 %, Weine um die 12 % Alkohol. Der Begriff »Branntwein« bezieht sich nun auf eine neue Technik, die es ermöglichte, die Alkoholkonzentration in Getränken um ein Vierfaches, d. h. auf 40–50 % zu steigern. Die Destillation stellte also eine technische Innovation dar, die die Qualität von Alkoholgetränken signifikant veränderte, indem sie deren berauschende, betäubende und toxische Wirkungen multiplizierte. Die Kenntnis des Destillierens oder »Brennens« breitete sich im 13. Jahrhundert von der islamischen Welt nach Westeuropa aus; noch bis zu Beginn der Neuzeit wurden Destillate jedoch nur in begrenztem Ausmaß in Klöstern und Apotheken hergestellt. Aqua vita galt als universelles Therapeutikum, als vergleichsweise sehr teure Medizin, die über breitgefächerte medizinische Anwendungsbereiche nie hinauskam. Bier und Wein – also gegorene, viel weniger alkoholhaltige Getränke – stellten die wichtigsten Alltagsgenußmittel des Mittelalters und auch noch der frühen Neuzeit dar. Es handelte sich dabei um Getränke, die integrale Bestandteile der Alltagsernährung waren. Es ist in diesem Zusammenhang vielleicht interessant zu wissen, daß der arabische Arzt Avicenna (980–1037), der auch in der Christenheit hohes Ansehen genoß, den täglichen Weingenuß und darüber hinaus, mit purgatorischer Zielsetzung, noch einen bis zwei Räusche pro Monat empfahl.

Im 16. Jahrhundert schien sich dann in den Trinkkulturen Europas tatsächlich eine neue Entwicklung abzuzeichnen. Mehrere Autoren, unter ihnen Fernand Braudel mit seiner Geschichte des Alltagslebens vom 15. bis 18. Jahrhundert (1988), konstatieren nämlich einen zunehmenden Alkoholkonsum und eine Diffusion der Destillationstechnik. Gebrannte Wasser breiteten sich zunehmend auch im sogenannten »gemeinen Volk« aus. Doch die Aufregung, die der »Saufteufel« damals in den Köpfen verursachte, kann mit dieser Entwicklung, die regional, schicht- und geschlechtsspezifisch sehr unterschiedlich verlief, schwerlich erklärt werden. Noch immer waren Ausgangsstoffe für das Schnapsbrennen spärlich vorhanden und die Preise für diese hochkonzentrierten Alkoholika ansehnlich hoch. Es waren andere, stärker die Wahrnehmung und neue Deutungsmuster betreffende Vorgänge, die den damaligen Drogendiskurs bestimmten. Wichtige Überlegungen hat hier Aldo Legnaro mit seinen Überlegungen zur Sozialgeschichte von Rausch und Ekstase in Europa und zu Alkoholkonsum und Verhaltenskontrolle beigesteuert. Legnaro (1982) geht davon aus, daß vormoderne Gesellschaften noch über weit weniger rigide, auf praktischer Machbarkeit und rationaler Erklärung basierende Vorstellungen von Wirklichkeit verfügten als dann die darauffolgenden modernen. Die damalige Realitätskonzeption war durchlässiger für Miracula und Mirabilia, für Wunder und Wundersames, für verschiedenste Möglichkeiten, die wir ins Reich der Legenden und des Aberglaubens zu verbannen uns angewöhnt haben. In der damaligen gesellschaftlichen Umbruchphase verschränkten sich eine ganze Reihe von Entwicklungen (Kolonialismus, Buchdruck, Reformation, Wissenschaft etc.). Innerhalb der europäischen Gesellschaften kam es zu dem, was sich (mit den Worten von Norbert Elias) als Verstärkung innerweltlicher Rationalität im Prozeß der Zivilisation und (mit den Worten von Max Weber) als »Entzauberung der Welt« bezeichnen ließe. Die Reformation propagierte die Vernunft – tatsächlich ist die Neuzeit durch eine permanente Ausweitung rechnerischer Beziehungen, kalkulatorischer Umgangsformen, nutzenmaximierender Einstellungen und strategischer Handlungsmodelle charakterisiert. Obwohl es sicher keine Gesellschaften ohne Affektregulierung gibt, wurden nun neue Verhaltensformen eingeübt, die einen zunehmenden »Zwang zum Selbstzwang« beinhalteten. Selbstkontrolle und Individualität erweisen sich aus dieser Sicht als Synonyme.

Diesem rationaleren Umgang mit der Welt entsprachen rationalere Anschauungen über die Welt. Die theologisch-kirchliche Konzeption einer universellen Heilsordnung, eines gottbestimmten gesellschaftlichen Ganzen sah sich durch die rationalen Deutungsmuster der aufsteigenden Naturwissenschaften zunehmenden Anfechtungen ausgesetzt, und bald vermochten theologische Überzeugungen dem experimentellen Prüfungsdruck empirischer Erkenntnisweisen und einer apparativen Wahrnehmung sowie wissenschaftlichen Hypothesen nicht mehr standzuhalten. Die Erkenntnis des Ganzen (in seiner göttlichen Harmonie) wird ergänzt durch das Interesse am Funktionszusammenhang von Einzelelementen – induktive Verfahren und empirische Beweisführungen setzen sich durch. Anders ausgedrückt: die Welt wird nüchterner. In dieser neuen gesellschaftlichen Umgebung entfaltet sich in den Oberschichten ein Prozeß zu größerer Ich-Gebundenheit. Für das moderne Individuum gewinnt die rationale Bewältigung der Wirklichkeit die Oberhand. Damit entsteht eine neue, instrumentelle Einstellung, die im Rausch einen Angriff auf Rationalität sieht. In diesem Kontext nun erhielt der Alkohol eine neue kulturelle Prägung: er wurde zur abendländischen Rauschdroge par excellence; zu einem berauschend-betäubenden und vor allem sehr schnell wirkenden Fluchtmittel. Im Gegensatz zu Kaffee, Tee und Tabak, die sich aufgrund ihrer ernüchternden, vernunftstiftenden und leistungssteigernden Qualität in die Kultur der Oberschichten und in die sich formierende Arbeitsgesellschaft einfügen ließen und auf jeden Fall mit rationalen Umgangsformen nicht kollidierten, blieb der Alkohol eine Gefahr für die moderne Gesellschaft. Das ist der soziokulturelle Hintergrund, vor dem zu verstehen ist, wieso Branntweintrinken seit dem 16. Jahrhundert schubweise intensiv thematisiert wurde. Der Mensch im »Suff« (ein Substantiv, das sich im 16. Jahrhundert formte), das war ein Mensch nahe dem Tierischen – dies mochte wohl Jodokus Willisch sich vorgestellt haben, als er 1515 in Erfurt ein Flugblatt mit einer tierischen Branntweinrunde zeichnet (Abb. 4).

Aus der Sicht der Sozialgeschichte muß betont werden, daß Alkohol allerdings nie gleich Alkohol war – so wie jede Droge in unterschiedlichen sozialen Kontexten und kulturellen Zusammenhängen ganz unterschiedliche Bedeutungen und Wirkungen haben kann. Eine eindrucksvolle Illustration dieses Sachverhaltes lieferte der im 18. Jahrhundert wirkende englische Maler und Kupferstecher William Hogarth (1697–1764) mit seinen beiden Stichen »Beer Street« und »Gin Lane«. In England weitete sich in der ersten Hälfte des 18. Jahrhunderts das Gin-Trinken rasant aus. Die fortschreitende Zerstörung der traditionalen Agrarstrukturen, eine rasche Verstädterung, verbunden mit einer enormen sozialen Verunsicherung und Verarmung in weiten Bevölkerungskreisen, waren Ursache, die die neuen Trinksitten förderten. Gin ist ein 42%iger Branntwein auf der Basis

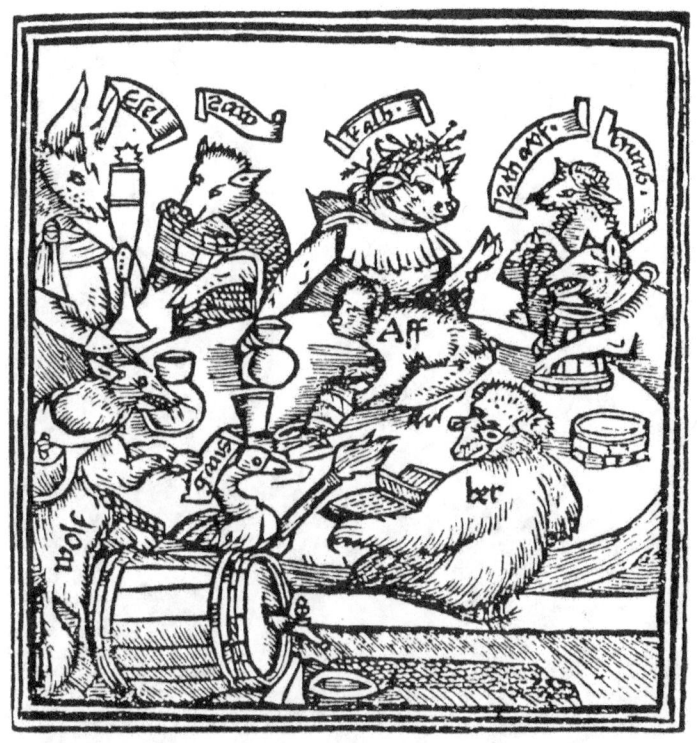

Abb. 4. De generibus ebriosorum et ebrietate vitanda (sinngemäß etwa: Sippschaft von Trunkenbolden oder warum man sich der Trunksucht enthalten sollte). (Jokodus Willisch, Erfurt 1515; Aus: Völger G., v. Welck K., Rausch und Realität. Drogen im Kulturvergleich, Bd. 1. Hamburg 1982).

von Mais und Getreide; das Destillat wird dann mit Wachholderbeeren und anderen Aromastoffen versetzt und nochmals gebrannt. Mit dem Gin stand den Unterschichten zum ersten Mal ein kommerzialisierter, billiger Schnaps zur Verfügung. Britische Statistiken weisen für den Zeitraum 1685 bis 1750 eine Verfünfeinhalbfachung des Gin-Konsums aus. 1751 ergriff das Parlament Gegenmaßnahmen, die im wesentlichen in einer starken

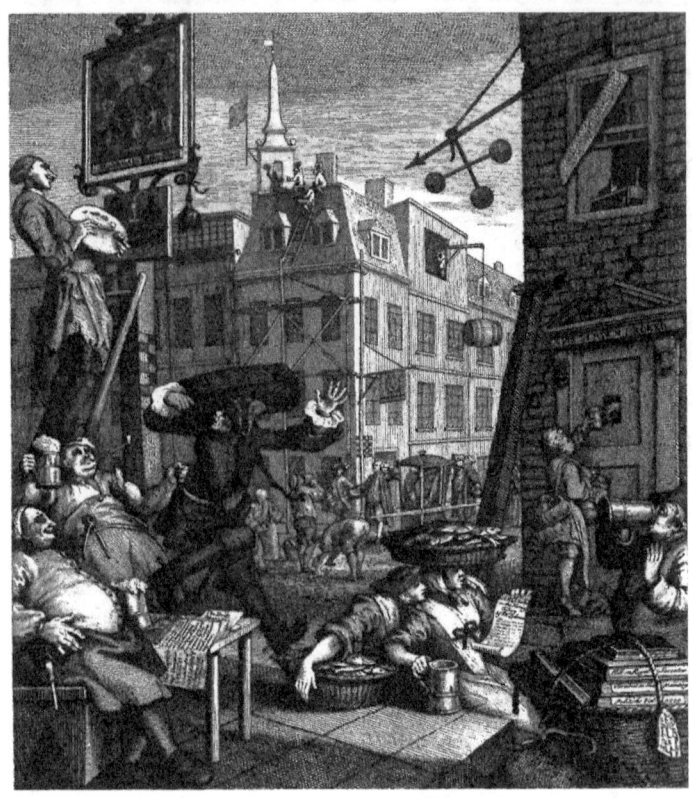

Abb. 5. Als Warnung vor der Trunksucht und vor dem »Gift, das Gin genannt wird«, zeichnete William Hogarth 1751 seine berühmten Blätter »Beer Street« (links) und »Gin Lane« (rechts). (Aus: Völger G., v. Welck K., Rausch und Realität. Drogen im Kulturvergleich, Bd. 1. Hamburg 1982).

Besteuerung und damit in einer sozialen Limitierung des Zugangs zu diesem Stoff bestand. Tatsächlich bildete sich der gesundheitlich ruinöse Gin-Konsum in der Folge zurück; Kaffee und Tee traten verstärkt an die Stelle des Alkohols. Als Hogarth seine beiden Stiche kreierte, strebte das Gin-Trinken allerdings gerade Rekordwerten

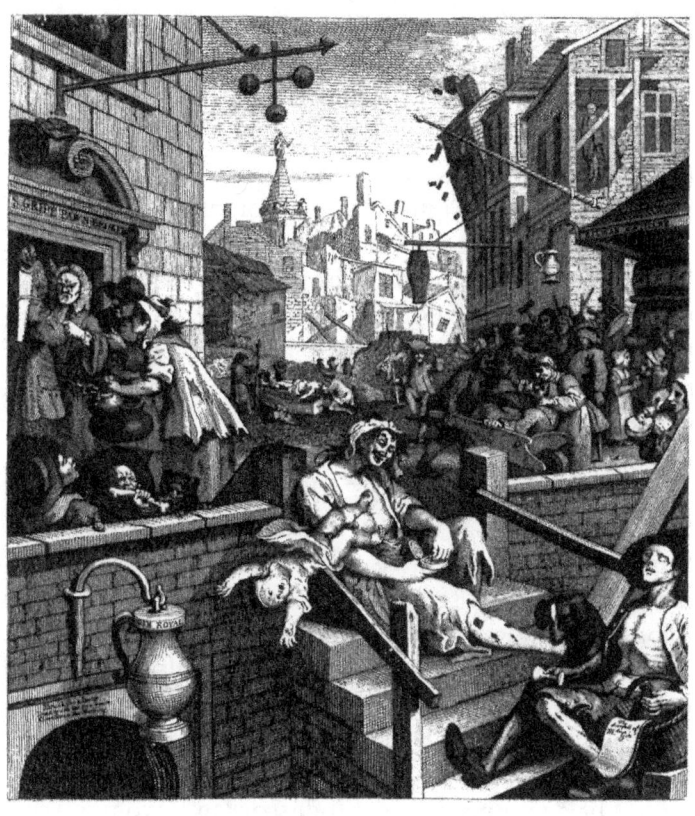

zu. Seine bildliche Darstellung von Geschäftigkeit, Wohlstand und Wohlbefinden auf der einen, von Not, Elend, Mord und Totschlag auf der anderen Seite stellte eine bewußte politische Intervention dar (Abb. 5 a, b).

In der »Beer Street« entfaltete das alte, guteingebürgerte Nahrungsmittel Bier seine wohlstandsstiftende Wirkung. Es ist eine städtische Idylle zu sehen, die nur durch das zerfallende Haus rechts gestört wird; bezeichnenderweise residiert hier der Pfandleiher Pinch, dem eine halbe Pinte Gin durch die Türe gereicht wird. Die Botschaft: Mit Bier ist die Welt in Ordnung. – Demgegenüber strahlt das andere Bild »Gin Lane« Zerfall und Tod aus. Eine Frau, gerade mit einer Prise Schnupftabak beschäftigt, läßt ihr Kind stürzen; es wird genau vor den Eingang einer Gin-Pinte zu liegen kommen, auf der der Spruch steht: »Angetrunken für einen Penny, vollgetrunken für zwei Pennies und reines Stroh für nichts« (Stroh, um den Rausch auszuschlafen). Im Hintergrund hat ein Gin-Verrückter ein Kind aufgespießt, in einer Dachkammer hat sich jemand erhängt – und ganz vorne lauert der als Bettler verkleidete Tod.

Die Kupferstiche von Hogarth zeigen zwei verschiedene Welten, in denen Alkohol eine Rolle spielt. Dem einen Bild, das die gute Gesellschaft zeigt, liegt die Semiotik des Genußmittels zugrunde, dem anderen, das die schlechte Gesellschaft zur Darstellung bringt, die Semiotik eines »Rauschgifts«. Rauschgift deshalb in Anführungszeichen, weil es den Begriff damals noch nicht gab, weil es aber doch um die beiden Komponenten des Elends ging: um den Rausch, der die Leute von der Arbeit abhält, und um das Gift, das ihren Körper ruiniert.

Mit dem Einsetzen der industriellen Revolution im ausgehenden 18. und beginnenden 19. Jahrhundert wurde das Branntweintrinken zu einem endemischen Problem. Die These über den Zusammenhang von Hunger und Halluzination, die Camporesi für traditionelle Gesellschaften entwickelte, vermag auch einen wichtigen Aspekt der Drogenprobleme der Industrialisierungsphase des 19. Jahrhunderts auszuleuchten. Damals setzte ein sozialer Wandel ein, der (zuerst) die europäischen Gesellschaften tiefgreifend verändern sollte. Die »soziale Frage«: unter diesem neuen Begriff wurde eine ganze Vielzahl von Problemen, die sich während Jahrzehnten verschärften, zusammengefaßt. Der Durchbruch der mechanisierten Fabrikproduktion und der Lohnerwerbsarbeit hatte einen Rückgang der familiären Selbstversorgung und damit eine Verschlechterung der Ernährung breiter Bevölkerungsschichten zur Folge. Alkohol diente als Durstlöscher, Hungerstiller und Sorgenbrecher in einem. Schnaps wird zu einem ebenso wichtigen wie miserablen Nahrungsmittel der Unterschichten; Alkohol entbehrt zwar all jener Nährstoffe, die der Körper längerfristig zum Leben braucht – doch er enthält »schnelle Kalorien« in ansehnlicher Dichte und vermittelt den Arbeitenden so ein Gefühl der Stärkung. Schnaps ist zudem billig, einfach zu konservieren, braucht keine spezielle Zubereitung, er ist rasch zur Hand für ein Trinkritual, er fördert die Kommunikationsbereitschaft. Schnaps ist ein Fluchtvehikel. In geringeren Dosen genossen mildert er die harten Realitäten des Fabrikdaseins ab, in größeren Mengen verrückt er die Wahrnehmung und transponiert das Bewußtsein aus der Alltagswirklichkeit. Genau diese »soziale Logik« von materieller Armut, Nahrungsmangel, Ersatznahrungsmitteln, Schnapskonsum und Rauscherfahrung war es, die das Schnapstrinken der Unterschichten im 19. Jahrhundert zu einem herausragenden Problem werden ließ. Für viele bürgerliche Sozialreformer und Philanthropen war die »soziale Frage« (die durch die Industrialisierung verursachte Entwurzelung und Verarmung vieler Menschen) im Kern eine »Alkoholfrage«. »Sucht« und »Seuche«, »Pest« und »Epidemie«: diese Begriffe, die sich seit dem ausgehenden 18. Jahrhundert durchgesetzt hatten, wurden seit den 1830er Jahren populär und fanden Eingang in das zeitgenössische politische Vokabular, in welchem die Bekämpfung des Alkoholismus eine zentrale Rolle einnahm.

Die damalige »Alkoholfrage« kreist im wesentlichen um den Kartoffelschnaps Seit der im 18. Jahrhundert einsetzenden Agrarmodernisierung wurden verstärkt neue Feldfruchtarten angebaut. Insbesondere die Kartoffel ist hier zu nennen; als »Nothelfer der Armen in Krisenzeiten« zeigte sie bald auch ihre dunkle Seite: Sie eignete sich bestens als Ausgangsmaterial für Schnaps. Dieser Schnaps war, genauso wie es der Gin war, eine Konserve (man müßte sagen: Junk food in Reinkultur; Eiweiß, Fette und Mikronährstoffe wie Vitamine und Mineralsalze fehlten völlig – aber die Kalorien waren da!). Zugleich handelte es sich um ein handliches Fast food, das als »Nahrungsmittelsurrogat« und als »stärkendes Fluidum« (so der schweizerische Fabrikinspektor Fridolin Schuler) bestens auf den industriellen Arbeitsprozeß mit seinem maschinenbestimmten Produktionsrhythmus abgestimmt war. In den 1830er Jahren wurde in vielen Ländern Europas eine erste Schnapswelle geortet. Sie war begleitet von einer Antischnaps-Publikationswelle. Pfarrer, Lehrer, Ärzte, Schriftsteller, Politiker, Industrielle und weitere Persönlichkeiten aus der gesellschaftlichen Elite veröffentlichten Traktate, Aufklärungsschriften, Volkserzählungen u. dgl.. Nach 1840 klang die Aufregung über das Schnapstrinken etwas ab – eine mögliche Erklärung wäre die, daß nun politische Ereignisse, die in der europaweit widerhallenden 48er Revolution gipfelten, einen höheren Aufmerksamkeitswert bekamen. – Doch nach zwei weiteren Jahrzehnten begann eine neue Schnapswelle die Gemüter zu erregen. Der Alkohol wurde nun (wie es in einer Broschüre aus dem Jahre 1880 hieß) als eine »immense Gefahr für die moderne Gesellschaft« wahrgenommen. In vielen Ländern hatte diese erneute Thematisierung der Alkoholfrage gesetzliche Folgen. Konsumsteuerung durch Besteuerungen und die Errichtung von Staatsmonopolen: So lauteten die meistangewandten Konzepte.

Daß im letzten Viertel des 19. Jahrhunderts europaweit ein politischer Handlungsbedarf zur Bekämpfung des Schnapskonsums erkannt wurde, hängt mit der »Erfindung« des Alkoholismus und mit einer spezifischen gesellschaftlichen Problematisierung dieses Phänomens zusammen. Dabei geht es um den Begriff der Sucht, der einen starken Bedeutungswandel erfuhr. Im Neuhochdeutschen, also seit dem 16. Jahrhundert, ergaben sich verschiedene krankheitsbezogene Begriffsbildungen wie: Bleich-, Gelb- und Wassersucht; im 19. Jahrhundert bezeichnete man die Tuberkulose noch häufig als »Schwindsucht«. Zugleich wurde der Begriff Sucht semantisch unscharf; Mondsucht, Herrschsucht, Tobsucht, Eifersucht, Gefallsucht, Sehnsucht etc. sind Begriffe, die ein Verlangen, eine Leidenschaft, eine Sünde ausdrücken. Um vom exzessiven Alkoholtrinken zu sprechen: dieses wurde seit dem 16. Jahrhundert nicht als Sucht, sondern als Laster apostrophiert; Heinrich Stromer d. Ä. nannte es das »hesliche laster der Trunckenheit«. »Truncksucht« wurde in einem Atemzug genannt mit »Völlerei« und anderen Lastern; sie verfügte noch nicht über ein spezifisches Profil. Bereits im 17. Jahrhundert begannen allerdings Wissenschaftler ihr Sensorium zu schärfen für die vom Menschen unabhängigen, stofflich-physiologischen Eigenschaften der Getränke. Im ausgehenden 18. Jahrhundert entstand dann, wie Hasso Spode (1992) zeigt, relativ unvermittelt eine neue Wahrnehmung: aus dem temporären Zustand Trunkenheit wird Trunksucht, die nun als ein langwieriges, oft unheilbares Leiden verstanden wird. Deutlich manifestierte sich diese Wandlung des Alkoholwissens etwas bei Johann Kaspar Lavater; dieser formulierte als einer der ersten das neue Paradigma der Sucht, indem er schrieb: »Die Trunkenheit hat dabey noch den Fehler, dass man sich bald so gewöhnt, dass man nachher immer mehr trinken will, und fast ohne bedrunken zu seyn, nicht mehr leben kann.« Hier sind die beiden Elemente der Sucht: die Abhängigkeit von einem Stoff und die Toleranzsteigerung, d.h. die Notwendigkeit, immer höhere Dosen zu nehmen, um noch die gewünschte Wirkung zu erzielen, angesprochen. Zugleich wird der Trinksüchtige nun nicht mehr als frivoler Täter, sondern als passives Opfer, als Patient konzeptualisiert: die Ärzte beginnen ihren Zuständigkeitsbereich auszudehnen und sich verstärkt Definitionsmacht über körperliche Zustände und Verhaltensweisen anzueignen. In diesem Umfeld blieb Lavater mit seinem damals neuen Erklärungsmuster nicht alleine. Wenn es um die Genese des modernen Suchtbegriffs geht, dann sind vor allem drei Pioniere zu erwähnen: Hufeland, Trotter und Rush.

Christoph Wilhelm Hufeland (1762–1836) war einer der berühmtesten Ärzte seiner Zeit, er war königlicher Leibarzt zu Berlin, und Goethe, Schiller und Wieland zählten zu seinen Patienten. 1796 publizierte er sein epochemachendes Opus *Makrobiotik – oder die Kunst, das menschliche Leben zu verlängern*. In diesem Werk lieferte Hufeland bereits die Umrisse einer medizinischen Theorie zwangshaften Trinkens, die er 6 Jahre später, in seiner 1802 erschienenen Aufklärungsschrift *Über die Vergiftung durch Branntwein* präzisierte. Die »Branntweinseuche« ist deshalb »am furchtbarsten, weil man sie nicht für eine Krankheit hält«. Die neue Zuständigkeit der Ärzte für die »Sucht« stellte die alte Schuldzuschreibung in Frage und zog eine Verlagerung der Verantwortlichkeit mit sich. Kranksein wurde von moralischer Schuld entlastet – das kann allen passieren, Kranksein ist kein Versagen. Hufeland war der erste und zugleich prominenteste Arzt auf dem Kontinent, der die »Liebe zum Trunk« und den »Hang zum Laster« durch einen pathologischen Zwang erklärte –. Die eigentlichen Innovatoren des neuen Alkoholwissens saßen indessen in Edinburgh, einem der geistigen Zentren des damaligen Europa. Der schottische Sozialmediziner und Marinearzt Thomas Trotter, der 1785 über diese Materie promoviert hatte, ging noch stärker als Hufeland davon aus, daß die Begierde nach häufiger Trunksucht ein durch die chemische Natur der alkoholischen Getränke selbst hervorgerufenes Leiden sei; einmal krank, d. h. dem habituellen Konsum verfallen, müsse der Trinker deshalb von moralischer Schuld freigesprochen und nach Möglichkeit geheilt werden. Eine ähnliche Theorie wurde vom Politiker und Irrenarzt Benjamin Rush propagiert. Rush ging ebenfalls davon aus, Branntwein sei ein krankmachendes Gift, und er beschrieb die süchtigmachenden Eigenschaften des Stoffes, d. h. das Abhängigkeitspotential des Alkohols, das auch jene einholen könne, die den Konsum unter Kontrolle zu haben glauben. Neu und innovativ bei Rush ist die Verbindung von Substanzen und sozialen Übeln. Der Autor erfand das abgebildete »Moral and Physical Thermometer«, das auf einer hierarchischen Skala die Mäßigkeit von der Unmäßigkeit abgrenzt (Abb. 6).

In der Folge wurde das neue Alkoholwissen immer systematischer auf eine kohärente Theorie der Sucht hin organisiert. Der Moskauer Arzt C. von Brühl-Cramer kreierte den wissenschaftlichen Begriff der Trunksucht und entwickelte deren Ätiologie und Symptomatologie. Mit von Brühl-Cramer wurde die Trunksucht endgültig in den Rang einer eigenständigen Krankheit emporgehoben. Das Delirium tremens, der von Kleintierhalluzinationen begleitete Alkoholikerwahn, wurde in immer neuen Varianten geschildert. Schließlich setzte sich der vom schwedischen Medizinalprofessor Magnus Huss geschaffene Begriff »alcoholismus chronicus« durch; Huss' Ambitionen bestanden darin, alle motorischen, sensori-

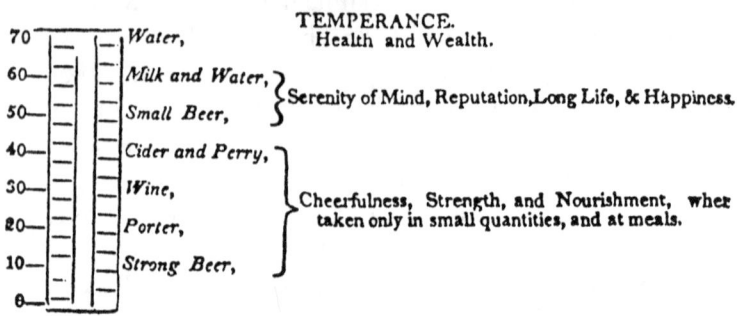

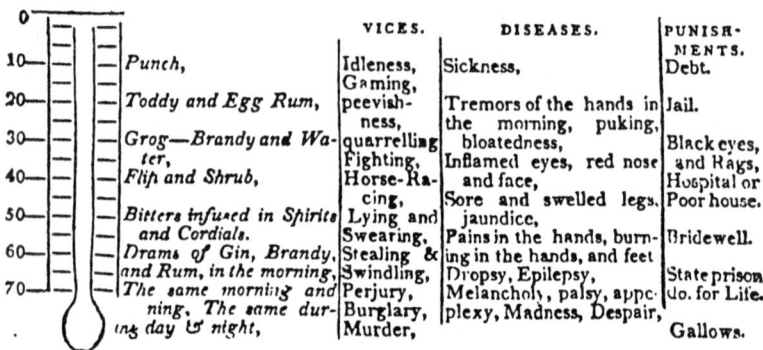

Abb. 6. Benjamin Rushs »Moral and Physical Thermometer« aus dem Jahr 1784 (Faksimile). (Aus: Fahrenkrug W.H., Alkohol, Individuum und Gesellschaft. Frankfurt a./M. 1984).

schen und psychischen Facetten des Alkoholismus in ein einziges Krankheitskonzept zu integrieren. Um die Wende vom 19. zum 20. Jahrhundert wurde Alkoholismus als Krankheit mit einer Theorie kollektiver Degeneration des Abendlandes und seiner Nationen in Verbindung gebracht. Erbbiologische und rassenhygienische Leitbilder legitimierten einen härteren Zugriff auf die Betroffenen.

Die Vorstellung einer vererbten individuellen Prädisposition zum Alkoholismus begann Anhänger zu gewinnen; Mäßigung, Temperenz, der Vorschlag, statt Schnaps doch lieber Bier zu trinken, brachte unter diesen Umständen nichts mehr. Da das Zusammentreffen von schicksalshafter Charakterdisposition und süchtigmachendem Alkohol schlagartig die »wahre Natur« eines Menschen offenbarte, blieb nur noch die totale Abstinenz als Überlebensstrategie; Rückfällige waren schon nach dem ersten Schluck wieder verloren. Die damaligen Abstinenztheoretiker und Alkoholprohibitionisten gingen davon aus, der Kampf gegen dieses Körpergift könne nur durch eine vollständige »Trockenlegung« der Nation mit Hilfe eines gesetzlichen Alkoholverbots gewonnen werden. Leute, die den moralischen Rigorismus dieser Alkoholgegner nicht teilten und etwa darauf hinwiesen, daß der Genuß von Bier, Wein und Schnaps auch ein Stück Lebensqualität darstellen könne und daß alles eine Frage des Maßes sei, wurden der gefährlichen Verharmlosung eines gravierenden volksgesundheitlichen Problems bezichtigt; man warf ihnen vor, sie würden den konsequenten Kampf gegen dieses »Gift aus Kartoffeln, Korn und Mais« behindern.

Von der Alkoholprohibition zum Social drinking

Historischer Höhepunkt der Verfolgung des Alkohols war die Prohibition, d. h. das totale Alkoholverbot, das in den USA 1919 durchgesetzt und bis 1933 aufrechterhalten werden konnte. Es handelte sich hier um die letzte Manifestation oder – angemessener ausgedrückt – um das letzte Debakel der sogenannten »alten Prohibition«, die sich gegen Kaffee, Kakao, Tee, Tabak und – eben – Alkohol richtete, gegen Stoffe also, von denen inzwischen einige zu sozial weitgehend akzeptierten Massenkonsumgütern aufgestiegen waren.

Die Prohibition hat nicht wegen des verbotenen Stoffes, sondern wegen des organisierten Verbrechens Geschichte gemacht. Hans Magnus Enzensberger strapaziert in seiner »Chicago-Ballade« aus dem Jahr 1962 bewußt die Legenden der »Roaring Twenties«, der rasenden 20er Jahre; er sieht in Al Capone eine der am nachhaltigsten wirkenden mythologischen Figuren des 20. Jahrhunderts und schreibt: »Vierzig Jahre nach seinen 'guten Zeiten' ist seine Aura nicht verblaßt. Das Phantom des Gangsters geht immer noch um in den Träumen der Welt«. Heute hat sich diesbezüglich nichts Wesentliches geändert. Denn eine ganze Bewußtseinsindustrie, ein umsatzintensives Unterhaltungsbusineß ist noch immer daran, solche Mythen, solche Mythologeme auszubeuten. In diese Umgebung, gehören dann auch all die weiteren Klischees dieser »wilden 20er Jahre«: organisiertes Verbrechen und polizeiliche Verfolgungsjagden, Pferderennen und Speakeasies (d. h. Kellerkneipen), Moonshine-distilleries und Alkoholschmuggel, Schnapsbarone und Mafia und – als Inbegriff eines ganzen Zeitalters – Al Capone, der Diktator von Chicago, der Mann, der Stoff für unzählige Filme geboten hat und den die Warner Brothers bereits 1925 anfragten, ob er im Hollywoodfilm »Public Enemy« nicht für eine Gage von 200 000 Dollars sich selber und damit die Hauptrolle spielen wolle.

Als historische Person könnte dieser Gangster auch ganz anders, nämlich als durchaus banale Figur, als gewöhnlicher, geldgieriger, tüchtiger, aber auch erbärmlicher und widerwärtiger Mann beschrieben werden. Insgesamt 20 bis 60 Morde aus eigener Hand werden ihm zugeschrieben; mindestens 400 weitere soll er veranlaßt haben. Gleichzeitig waren Al Capone und Konsorten schon damals durchaus populär; sie handelten in voller Konformität mit den Grundprinzipien der amerikanischen Gesellschaft. Das Privateigentum war ihnen heilig, sie waren Antikommunisten und galten ergo als gute Patrioten; ihrem Selbstverständnis nach waren sie – wie dies gerade bei Al Capone verbürgt ist – grundsolide Geschäftsleute. Enzensberger gelangte zur nach wie vor stichhaltigen Konklusion: »Capone verdankte seinen Erfolg nicht einer Attacke auf die gesellschaftliche Ordnung des Landes, sondern seiner rückhaltlosen Zustimmung zu deren Prämissen«. Was er machte, war Kapitalismus in Reinkultur. 1931 wurde Al Capone zu 11 Jahren Gefängnis verurteilt – nicht wegen Mord, Raub, Erpressung, Entführung, Bestechung und ähnlichem, sondern weil er seine Einkommenssteuer nicht bezahlt hatte! Steuerhinterziehung kann einem in den USA durchaus den Kopf kosten – im Gegensatz etwa zur Schweiz, wo dies als »Kavaliersdelikt« gilt. 1939 war Al Capone wieder auf freiem Fuß; er war nun schwer krank, litt an progressiver Paralyse, einem Spätstadium der Syphilis, und lebte, versteckt und reich, noch bis zu Beginn des Jahres 1947 in Florida. Begraben liegt er im Mount-Olivet-Friedhof in Chicago, der letzten Ruhestätte von etwa 250 Gangstern.

Al Capones durchaus exemplarische und symptomatische Karriere hing aufs engste mit der Alkoholprohibition zusammen – ohne die Geschäftsmöglichkeiten, welche durch die Illegalisierung des Alkohols damals geschaffen wurden, wäre sie gar nicht möglich gewesen. 1917 wurde die 18. Änderung der amerikanischen Verfassung angenommen, die 1920 mit den Ausführungsbestimmungen des Volstead Acts (auch Lex Volstead genannt) in Kraft trat. Fortan waren Produktion und Distribution aller alkoholischen Getränke mit mehr als 0,5 % Alkoholgehalt verboten. Es wurde also kurzerhand ein konstitutioneller Bann über das ganze Alkoholgewerbe verhängt. Es handelte sich um einen großangelegten, flächendeckenden Versuch der Trockenlegung einer Nation von der Angebotsseite her. Die Prohibition kriminalisierte mit einem Schlag alteingewurzelte, liebgewonnene Trinksitten breiter Bevölkerungsschichten und machte diese a priori zu heimlichen Komplizen des organisierten Verbrechens, das sich in der Folge darauf spezialisierte, eine kontinuierliche Alkoholversorgung unter veränderten Bedingungen zu gewährleisten. In das halbe Jahrzehnt zwischen 1920 und 1925 fiel dann – vor allem in Chicago, aber keineswegs nur hier – die Gründerzeit der lukrativsten Branche: der illegalen Alkoholindustrie. Die Prohibition stellte für die bereits etablierten Clans und Banden den idealen Hebel dar, um die Gesetzlichkeit gänzlich aus den Angeln zu heben.

Der von den Prohibitionsbefürwortern prognostizierte heilsame gesellschaftspolitische Gesamteffekt blieb demgegenüber aus. Die Temperenzler- und Abstinenzlerverbände, die jahrzehntelang für das Gesetz agitiert hatten, brachten 1919 in Jubel aus und artikulierten mit großer Befriedigung ihre sozialen Heilserwartungen, die indessen schon bald auf das härteste enttäuscht wurden. In dieser Konstellation stieg der inkriminierte Stoff Alkohol zu einem Politikum ersten Ranges auf, er begann die Geister stärker als je zuvor zu polarisieren, er spaltete die Nation in »wet« und »dry«: Dem Lager der »Trockenen« stand jenes der »Nassen« gegenüber, es gab eine »trockene« und eine »nasse« Propaganda, die einen rechtfertigten das Verbot, die anderen verteufelten es.

Die heute zur Verfügung stehenden Quellen sind stark von den damaligen Auseinandersetzungen imprägniert; es ist schwierig zu erkennen, wo die Fakten der Fiktion weichen, wo propagandistisches Wunschdenken oder absichtsvolle Übertreibung eine nüchterne, empirisch gehaltvolle Beschreibung verdrängt hat. Aber Mythen sind auch Realitäten. Inzwischen trennen uns jedoch 60 Jahre vom Abbruch des Prohibitionsexperiments, und wir sind in der Lage, nüchtern Bilanz zu ziehen. Das Alkoholverbot in den USA hatte ganz unterschiedliche Auswirkungen. Um die »Logik der Prohibition« (ihre widersprüchlichen Resultate) darzustellen, soll auf vier Punkte hingewiesen werden:

1. Die Prohibition hatte ein Emporschnellen der Schnapspreise und damit ein substanzielles Absinken des Pro-Kopf-Konsums von Alkohol um 40–60 % zur Folge; in rein quantitativer Hinsicht ließe sich eine solche Reduktion um ungefähr die Hälfte durchaus als Erfolg darstellen. Die Feststellung, es sei noch nie soviel Alkohol getrunken worden wie während den Jahren der Pro-

hibition, ist also falsch. Gleichzeitig bildete sich eine ganze Reihe von klassischen Indikatoren für Alkoholismus (unter anderem die alkoholverursachte Hospitalisierung) zurück.

2. Mit der federstrichartigen Illegalisierung des ganzen Alkoholgewerbes wurden auch alle lebensmittel- und gewerbegesetzlichen Kontrollen und Standards außer Kraft gesetzt. Es entstand ein typischer Schwarzmarkt mit dem bereits erwähnten Effekt: Die Gewinne fallen oben an, die Risiken hingegen unten. Konsummuster und Trinkkultur unterlagen einschneidenden Veränderungen, die direkt mit dem Verbot zusammenhingen. Alkohol wurde damals zu einer regelrechten amerikanischen Manie. Heimliche Kneipen, die erwähnten Speakeasies, schossen wie Pilze aus dem Boden. Der Trend ging klar in Richtung Erhöhung des Alkoholgehalts und Verminderung der Qualität. Gestiegene Risiken machten gut handhabbare, konzentriertere, d. h. möglichst hochprozentige Alkoholika attraktiv; Bier und Wein verloren an Boden, Hard Drinks aller Art legten zu. Im Bereich der Cocktailherstellung gab es in den 20er Jahren einen regelrechten Innovationsschub. Leute, die nicht in der Lage waren, die hohen Schwarzmarktpreise zu bezahlen, mußten mit Schnaps von dubioser oder katastrophaler Qualität vorliebnehmen. Einzelne Anbieter konvertierten Industriealkohol und setzten Schnaps in Umlauf, der für viele Erblindung, Lähmung und Tod zur Folge hatte; für die 20er Jahre wird die Zahl der Todesopfer durch Alkoholvergiftung auf 35 000 geschätzt. Da auch qualitativ erstklassiger Schnaps illegal war, konnten solche durchaus brutalen Geschäftsmethoden nicht eingeklagt werden; Schwarzmärkte kennen keinen Konsumentenschutz.

3. Die Rechtsunsicherheit und die administrative Willkür nahmen enorm zu. Nach approximativer Schät-

zung hatte der Schnapskrieg der Gangster 2 000 Tote zur Folge, und die Polizei konnte – wie das Beispiel Al Capone demonstrierte – kaum etwas verrichten. Dafür gab es im Verlauf der 20er Jahre im Zusammenhang mit der Alkoholprohibition eine halbe Million Verhaftungen, und es wurden Gefängsnisstrafen von einer Dauer von insgesamt 33 000 Jahren ausgesprochen. Doch der Arm des Gesetzes war schwach, und vor allem »kleinere Fische« hatten das Pech, von der Polizei an Land gezogen zu werden. Wer Geld hatte, schützte sich vor unerwünschten behördlichen Zugriffen. Der Vorgänger von Al Capone, Jonny Torrio, erklärte bereits in den beginnenden 20er Jahren die Polizei von Chicago wörtlich als sein »Privateigentum«. Monatliche Bestechungsgelder, die indessen bald den Charakter von quasiregulären Lohnzahlungen annahmen, hielten den Polizeiapparat bei guter Laune. Aufrechte, gesetzestreue Beamte versuchten der Korruption dadurch entgegenzuwirken, daß sie periodisch – im Schnitt fast alle zwei Jahre – die gesamte Mannschaft der 3 500 Stellen umfassenden Prohibitionsbehörde auswechselten; dies ohne nachhaltigen Effekt.

4. Das organisierte Verbrechen, das die mit der Prohibition geschaffenen, ungeahnte Gewinne verheißenden Geschäftsmöglichkeiten dankbar zu nutzen wußte, hatte allerdings kein Interesse an einer Eskalation der Gewalt. Anfänglich gab es zwar harte Abrechnungen zwischen den gutorganisierten, technisch bestens ausgerüsteten Gangstersyndikaten und sogenannten »konzernfreien« Banden, die ihre Marktsegmente mit allen Mitteln gegen die mächtige Konkurrenz verteidigten. Für Chicago ist die blutige Auseinandersetzung zwischen dem italienischen Syndikat unter der Führung von Jonny Torrio und seinem Nachfolger Al Capone gegen die irischen und polnischen Bandenführer im Norden der

Stadt einigermaßen gut dokumentiert. Diesen Rivalitäten kam damals ein enormer Sensationswert zu; sie prägten jedoch zu Unrecht das Bild der Prohibition. Kaum war nämlich dieses Problem bereinigt, setzte Al Capone, der auch sonst ein mit modernen Geschäftsmethoden operierender Manager war, einen Waffenstillstand durch; er ersetzte die Maschinengewehre durch grüne Scheine – dies im Bewußtsein, daß ein solcher Schutz auf die Dauer weit zuverlässiger funktionierte und auch besser auf eine reibungslose Geschäftätigkeit abgestimmt werden konnte.

Eine Bilanzierung der Auswirkungen zeigt, daß die Prohibition – gemessen an ihren eigenen Zielsetzungen – ein Debakel, eine kontraproduktive Maßnahme war; angesichts des tatsächlich erreichten Rückgangs des Pro-Kopf-Konsums könnte man bestenfalls von einem »Pyrrhussieg« sprechen. Unter den geschilderten Umständen konnte es nicht ausbleiben, daß die euphorische Stimmung, die 1919/1920 noch herrschte, von den harten und jährlich noch härter werdenden Realitäten rasch abgenutzt wurde. Die monokausale Erklärung für alle sozialen Übel, welche die Prohibitionisten vorbrachten, beruhten auf einer Komplexitätsreduktion: auf komplizierte Fragen wurde eine einfache Antwort gegeben. Solche Patentrezepte bestehen kaum je die Probe aufs Exempel. Jene Alkoholgegner, die ihre moralistischen Denkannahmen nicht nach dem Motto »Um so schlimmer für die Wirklichkeit« widerlegungsresistent gemacht hatten, mußten schließlich einsehen, daß sie mit ihrem Verbot selber einen destruktiven Mechanismus der Kriminalisierung und der Brutalisierung in Gang gesetzt hatten, dessen negative Folgen alle guten Absichten kompromittierte. 1933 kam schließlich eine für die Aufhebung des Alkoholbanns notwendige »nasse« Dreiviertelsmehrheit zustande; die Prohibition auf Bundesebene wurde abgeschafft; das erste Mal in der Geschichte der USA wurde damit eine Änderung der Konstitution wieder rückgängig gemacht.

Warum wurde in den USA 1919 die Alkoholprohibition eingeführt? Wieso war die Antialkoholbewegung so erfolgreich bei der Durchsetzung ihrer Anliegen? Und welche Kräfte setzten die Aufhebung der Prohibition durch? Diesen Fragen will ich, da sie als Parallele zu unserem Hauptthema wichtig sind, kurz nachgehen. Hintergrund der Mäßigungs- und Abstinenzbestrebungen war ein ausgiebiger, um nicht zu sagen unmäßiger Konsum von gegorenen Getränken und vor allem von gebrannten Wassern vor und nach der amerikanischen Unabhängigkeit von 1776. Wenn die Zahlen in der Untersuchung aus Rorabaughs Studie mit dem polemischen Titel *The Alcoholic Republic* stimmen – und es gibt keinen Grund, daran zu zweifeln, auch wenn diese historische Statisik oft mit einer ansehnlichen Fehlerbandbreite rechnen muß – dann wurden in der jungen Republik bisher nicht gekannte und auch später nie wieder erreichte Mengen an destillierten Alkoholika getrunken – und zwar quer durch alle Schichten, beide Geschlechter, unterschiedliche Subkulturen und ethnische Gruppen. Zu Beginn des 19. Jahrhunderts entstand an der Ostküste eine mächtige Destillationsindustrie, die sich zuerst auf die Rum- und, ab Mitte des 19. Jahrhunderts, verstärkt auf Whiskyproduktion spezialisierte. Insbesondere die Immigration schottischer und irischer Destillateure, die ein ausgeklügeltes Know-how mitbrachten, war diesbezüglich von Bedeutung. Die Prosperität der gebrannten Wasser überdauerte also das 18. Jahrhundert und dauerte im 19. ungebrochen an; Bier hingegen besaß noch bis über die Jahrhundertmitte hinaus keine ausreichende Infrastruktur, und sein Konsum blieb entsprechend marginal. In diesem (man möchte fast sagen: alkoholisierten) Umfeld formierte sich ab etwa 1800 eine Temperenzbewegung. Temperenz heißt »Mäßigung«, wobei nicht ganz klar ist, was darunter verstanden wurde. Jedenfalls ging es noch nicht um eine totale Trockenlegung Trinkender, sondern um eine Beschränkung des Konsums »harter« Alkoholika zugunsten gegorener Getränke; Benjamin Rush hatte hier mit seinem »Moral and Physical Thermometer« aus dem Jahre 1784 bereits konzeptionell vorgespurt, indem er die Demarkationslinie von Mäßigung und Unmäßigkeit zwischen »strong beer« und »punch« legte (s. Abb. 6). Rush und seine Adepten propagierten geradezu eine Substitution, eine Ersetzung starker durch schwache Alkoholika, die indessen den Nachteil hatten, wesentlich teurer zu sein als z. B. Rum und Whisky.

Die damalige Temperenzbewegung war lokal, föderalistisch organisiert und maßgeblich von Ideen der Methodisten, Baptisten und Presbyterianer inspiriert. Sozialgeschichtlich gesehen handelte es sich um den Versuch besorgter Ober- und Mittelschichten, die »intemperierten« Unterschichten auf bessere Wege zu führen. Zwischen 1825 und 1836 wurde aus den elitären Anfängen eine breitere, vor allem von mittelständischen Schichten getragene Massenbewegung: Kaufleute, kleine Geschäftsinhaber, Handwerker, Büroangestellte, Fabrikanten, Farmer, Politiker, Anwälte, Richter, Ärzte, Lehrer, Pfarrer begannen gegen den Schnaps zu agitieren, wobei es eben gerade falsch wäre, die Temperenzbewegung als eine Männerbewegung zu charakterisieren. Das Engagement erfaßte vielmehr ganze Familien und verwandtschaftlich-bekanntschaftliche Netze. Häufig waren es auch hier Ehefrauen, Mütter, Schwestern, Töchter, die die große organisatorische und publizistische Arbeit machten. Die Bekämpfung des Alkohols war damit auch ein von der Frauenbewegung vehement vertretenes Anliegen. Nach der Jahrhundertmitte stärkte die Mäßigungsbewegung ihre organisatorischen Strukturen und begann sich in einen ernstzunehmenden politischen Faktor zu verwandeln. Noch die 1865 gegründete »National Temperance Society and Publication House« strebte eine soziale Alkoholkontrolle ohne politische Parteigängerschaft an. Bereits 1869 entstand mit der »National Prohibition Party« eine erste politisch-populistische Partei zur »Ausrottung des Alkoholübels«. Ihren Erfolg verdankt die Prohibitionsbewegung allerdings der 1893 im Bundesstaat Ohio gegründeten »Anti-Saloon-League«. Diese »Anti-Kneipen-Liga« war an der Entwicklung der modernen Form des politischen Lobbyismus maßgeblich mitbeteiligt. Sie vertrat die These, die Vernichtung der Kneipen sei eine zentrale Voraussetzung für die Regierbarkeit Amerikas im 20. Jahrhundert. Ohne sich an eine Kirche oder eine Partei zu binden, versuchte sie mit professionellen Methoden und großem finanziellen Aufwand »trockene« Kandidaten zu unterstützen und »nasse« zu blockieren. Mit beträchtlichem Erfolg! 1913 setzte diese Liga, die bisher auf der Ebene der Gemeinden und Bundesstaaten agitierte, zum Sturm auf die Verfassung an.

Der dramatische Versuch, Alkohol zu verbieten, war dabei verquickt mit den damals stattfindenden Auseinandersetzungen um eine Gesellschaftsreform einerseits und mit Law-and-order-Bestrebungen in der Oberschicht andererseits.

Zum Reformaspekt: Das »Progressive Movement«, das sich zwischen dem Ende des 19. Jahrhundert und dem Beginn des Ersten Weltkrieges regte, artikulierte ein weitverbreitetes Unbehagen gegenüber der ungezügelten Macht des amerikanischen Großkapitals. Die Bewegung verlangte »Säuberungen« und Reformen auf allen Ebenen der Politik, sie forderte Staatshilfe für sozial schwache Bevölkerungsgruppen und bekämpfte die wirtschaftliche Machtkonzentration, indem sie eine Kampagne gegen Trusts lancierte und gegen Tycoons, Wirtschaftskapitäne und Geldmagnaten ins Feld zog. Der reformerische Schwung dieser Bewegung erlahmte im Ersten Weltkrieg; doch auch während der Prohibition waren ihre Anhänger mehrheitlich reformfreundlich, d. h. für eine stärkere Besteuerung der Reichen und einen Ausbau von Minderheitenrechten. Ein wichtiges sozialreformerisches Motiv für den Kampf gegen Alkohol, das meist unterschätzt wird, hängt mit der Erfahrung von Gewalt zusammen. Das Engagement von Frauen schien weniger idealistisch und wirtschaftlich motiviert gewesen zu sein als jenes der Männer. Gewalt in der Familie war weit häufiger verbreitet, als dies die überlieferten Klagen vermuten lassen, wurden doch innerfamiliäre Konflikte der Privat- oder der Intimsphäre zugerechnet und damit tendenziell aus der Sphäre der Politik und der Öffentlichkeit ausgeklammert. Da Frauen und Kinder häufig Opfer verschiedenster Formen »privatisierter« Gewalt waren, bildeten diese Erfahrungen ein eminentes Problem. Aus solchen Erfahrungen konnte die Vorstellung resultieren, durch ein Verbot der gewaltverursachenden »starken Getränke« ließe sich hier Abhilfe schaffen.

Zum Law-and-order-Aspekt: Amerikanische Unternehmer hatten im ausgehenden 19. und beginnenden 20. Jahrhundert eine besondere Angst vor Sozialismus und Arbeiterbewegung entwickelt; die Kämpfe zwischen Gewerkschaften und häufig privat finanzierten Polizeitruppen endeten in der Regel weit blutiger, als dies in Europa der Fall war – wo streikende Arbeiter auch nicht gerade mit Samthandschuhen angefaßt wurden. Nach der russischen Oktoberrevolution herrschte in den USA die »red scare«, eine Art Umsturzpsychose jener gutbetuchten Gruppen, die Amerika regierten. Streiks, Bombenattentate, Haussuchungen, Verhaftungen, Deportationen »verdächtiger Elemente« prägten das soziale Klima. Präsident Warren G. Harding, der Sieger der Präsidentschaftswahlen von 1920, verdankte seinen Sieg nicht zuletzt dem breitenwirksamen Motto »Back to normalcy«. Für das Big Business setzte eine Phase uneingeschränkter Wirtschaftsfreiheit ein. Viele der damaligen Großunternehmer hatten schon vor 1914 in einem Alkoholverbot ein wirksames Mittel erkannt, die Attacken gegen die Arbeiterbewegung auf das kulturelle Terrain zu verlagern und die Subkultur proletarischer Milieus auch symbolisch zu degradieren. Nach 1918 unterstützten sie die Prohibitionsbewegung mit einer dreifachen Zielsetzung: erstens galt es von einer nicht abreißenden Serie gigantischer Korrutpionsskandale abzulenken; zweitens ging es darum, die Interessen der Gewerkschaften durch eine Kriminalisierung von »Proletarier-Drogen« zu schädigen; und drittens verbanden sie mit einem Alkoholverbot die Erwartung gesteigerter Arbeitsdisziplin und erhöhter Produktivität.

Es ist nun beeindruckend zu sehen, wie die 1926 aus der Taufe gehobene AAPA, die »Association Against the Prohibition Amendment«, eine den Vorstellungen der Prohibitionsbewegung diametral entgegengesetzte Zielsetzung mit genau denselben Mitteln verfolgte. Auch hier war professionelles, partei- und religionsunabhängiges, jedoch finanzstarkes Politmanagment Trumpf. Als große Industrielle wie John D. Rockefeller öffentlich die Front wechselten und in den Chor der »nassen« Propaganda einstimmten, war es nur noch eine Frage der Zeit, bis das definitive Ende der Alkoholprohibition auf Bundesebene eingeläutet werden konnte. 1933, mit dem Regierungsantritt von Franklin D. Roosevelt und mit der Proklamation des »New Deal«, war es soweit.

Die Alkoholprohibition ist mit guten Gründen als ein symbolischer Konflikt zwischen den alten und den neuen, den »American way of life« verkörpernden Mittelklassen gedeutet worden; die Großindustrie spielte dabei nur das Zünglein an der Waage. Mit der Niederlage der Prohibitionsbefürworter scheint dieser Konflikt ein für allemal entschieden und die Droge Alkohol gesellschaftlich akzeptiert worden zu sein. Wie sich seither Trinkgewohnheiten und Alkoholkonsum entwickelten, will der folgende Überblick zeigen, mit dem wir uns – unter Einbeziehung Europas – der Gegenwart annähern.

Nach dem zweiten Weltkrieg, mit der Entfaltung des American Way of Life in seinem Herkunftsland und mit der erfolgreichen Imitation dieses energie- und ressourcenintensiven Lebensstils auch jenseits des Atlantiks, im Europa des Wirtschaftswunders, veränderte sich das gesellschaftliche Umfeld des Alkoholkonsums. Langanhaltendes Wirtschaftswachstum und zunehmende Realeinkommen verhalfen nun einem neuen Typ von Trinken – aber auch neuen Formen der Abhängigkeit – zum Durchbruch, die sich mit dem Begriff »Wohlstandsalkoholismus« umschreiben lassen. In dieser Phase wurde exzessives Trinken nicht mehr als ein Problem ausgepowerter Unterschichten wahrgenommen; vielmehr setzte sich nun die Einsicht durch, daß Einkommenshöhe und Bildungsstand positiv korreliert waren mit dem Alkoholkonsum. Die Alarmstimmung, die sich früher bei einem ähnlichen Konsumzuwachs eingestellt hätte, verflüchtigte sich. Die Bewertung des Alkoholtrinkens wurde positiv umgepolt; die hedonistisch-utilitaristisch-narzistische Massenkonsum- und Freizeitgesellschaft schien ihre neuen Süchte lange Zeit gelassen hinzunehmen. »Social drinking« wurde zum integralen Bestandteil eines neuen Konsummodells im Zeichen von »Just have fun« und zum demonstrativen Symbol für individuellen sozialen Aufstieg – für effektiven und für erhofften. Alkoholzentrierte soziale Interaktion hatte gruppenbildende Qualität; Hard Drinks fungierten nicht mehr als wilde Fluchtvehikel in andere, rauschhafte Erlebniszustände und Erfahrungswelten, sie sollten die Menschen nicht zum Entgleisen bringen, sondern ihr Vorwärtskommen auf der eingeschlagenen Bahn beschleunigen. Alkoholika stellten Resistenzfestiger und wohltemperierte Sorgenbrecher dar. Das »Entspannungstrinken« regeneriert scheinbar die Leistungsbereitschaft, erhöht die individuelle Kommunikationskompetenz, es stiftet Kontakt zwischen Menschen, die ansonsten immer mehr Gefahr laufen, angesichts der allgemeinen Hektik als atomisierte Zivilisationsmonaden aneinander vorbeizulaufen. Alkohol vermittelte den Eindruck des Arriviertseins und damit ein erhöhtes Selbstwertgefühl. Der Whisky on the rocks ermöglicht es, im routinierten und von vielen als sinnentleert erfahrenen Alltag einen besonderen Akzent zu setzen, der Kir royal nach dem Feierabend gibt dem Leben eine spezielle Note.

Seit ungefähr Mitte der 70er Jahre, seit dem Einsetzen einer strukturellen Wirtschaftskrise, zeigen sich allerdings neue Tendenzen. Seit damals hat sich die Situation auf dem Arbeitsmarkt für viele verschlechtert; in den verschiedensten Bereichen zeigt es sich, daß Stigmatisierungs- und Marginalisierungstendenzen, fremdenfeindliche Reflexe und rassistische Äußerungen wieder zugenommen haben. Die Thematisierung der »Drogenszenen« ist in diesem Zusammenhang zu sehen. Über die veränderten Alkoholtrinkmuster wurde vergleichsweise wenig öffentlich diskutiert. Es ist jedoch offensichtlich, daß seit damals das wohltemperierte, sozial kontrollierte Wohlstands- und Entspannungstrinken mit einem neuen Verelendungsalkoholismus koexistiert. Diesem liegt ein desperates, desolates Lebensgefühl zugrunde, das sich von Optimismus der Wirtschaftswunderepoche mit ihrem vorgespiegelten Konsumzauber signifikant unterscheidet. Alkoholtrinken ist in diesem »Konsumsegment« nicht mehr ein Privileg, sondern Ausdruck von Lebensproblemen und Perspektivlosigkeit. All das deutet darauf hin, daß jene Ära des modern-optimistischen Social drinking, das in der Nachkriegszeit durch Kultfiguren wie Clark Gable, Greta Garbo, Humphrey Bogart und Jean Harlow respektabel wurde und das einen neuen Alkoholmythos begründete, allmählich zur Neige geht.

Diese Aussagen müssen freilich unter dem Vorbehalt gesehen werden, daß die Menge des pro Kopf genossenen Alkohols zwischen einzelnen Ländern erheblich differiert – in Frankreich ist sie z. B. mehr als dreimal so hoch wie in Norwegen (Tabelle 1).

Folgende Statistik aus dem Jahre 1986/90 macht zudem deutlich, daß in jenen Nationen, die das Image haben, größere Ansammlungen von »Quartalssäufern« aufzuweisen (vor allem die skandinavischen Länder), pro Kopf weniger Alkohol getrunken wird als in Weinländern wie Italien, Spanien, Portugal und Frankreich,

Tabelle 1. Konsum alkoholischer Getränke (1986/90)[a].

	Durchschnittlicher Jahreskonsum je Einwohner in Litern			Reiner Alkohol in Litern
	Wein	Bier	Branntwein	
Frankreich	75	40	6,2	12,7
Spanien	42	68	7,1	11,2
Schweiz	49	69	4,9	10,9
DDR[b]	13	143	12,8	11,0
Ungarn	22	102	11,9	10,8
BRD	26	144	5,5	10,5
Portugal	58	54	2,0	10,4
Österreich	34	119	3,7	10,2
Belgien	23	119	4,1	10,1
Italien	71	23	3,5	9,9
Dänemark	21	123	3,6	9,8
Bulgarien	23	67	7,8	9,2
Tschechoslowakei	13	132	8,4	8,7
Australien	19	111	3,1	8,4
Niederlande	15	86	5,1	8,3
Neuseeland	15	117	3,7	8,0
Kanada	10	82	4,9	7,7
USA	9	90	6,0	7,5
Großbritannien	11	110	4,4	7,5
Finnland	6	74	7,8	7,3
Zypern	13	51	7,2	7,0
Jugoslawien[b]	23	48	4,4	6,9
Polen	8	31	11,1	6,9
Japan	1	46	5,8	6,3
Irland	4	111	4,2	6,8
Schweden	12	55	4,8	5,5
Norwegen	6	52	3,0	4,2
Island	6	21	5,8	4,0
Sowjetunion[b]	6	19	4,7	3,6

[a] *Quelle:* Schweizerische Fachstelle für Alkoholprobleme, Lausanne.
[b] Letzte Jahre der betreffenden Landesstatistik.

in denen offener, ungeschminkter Alkoholismus seltener vorkommt.

Zusammenfassend lassen sich aus einer vergleichenden Perspektive folgende Punkte festhalten, die nicht nur für die Alkohol-, sondern für die ganze Drogenproblematik von Bedeutung sind:

- Der Alkoholdiskurs war in den USA stärker als in Europa auf die »verbrecherische« Natur von Trinkern konzentriert. Erst in den 1940er Jahren löste hier das Paradigma der »Krankheit« die ältere Vorstellung ab, es handele sich um eine angeborene Neigung zu Rausch und kriminellem Verhalten. Sicherlich gab es nie eine einzige Ansicht über Alkoholkonsumexzesse und alkoholbedingte Abhängigkeits- oder Suchtphänomene, doch lassen sich dominante Erklärungsmuster erkennen: Anfänglich herrschte ein religiös-moralisierender Diskurs vor, der im Alkoholrausch ein Laster und damit (dem theologischen Weltbild entsprechend) eine Sünde sah. In der Folge verschwand diese Annahme nicht, wurde aber zunehmend überlagert durch eine Vorstellung, die im »Physical and Moral Thermometer« von Benjamin Rush festgehalten ist: Alkoholtrinker sind potentielle Verbrecher; in ihrer Sucht kommt gewissermaßen ihre wahre Natur zum Vorschein. Es schob sich also ein kriminalisierend-punitiver Diskurs in den Vordergrund; mit der Prohibition erhielt er seinen staatlichen Segen. Der medikalisierend-kurative Diskurs, der dem Erklärungsmuster »Sucht = Krankheit« entspricht und der in Europa schon um die Jahrhundertwende Anhänger hatte, konnte sich in den USA erst seit den ausgehenden 30er und dann vor allem in den 40er Jahren entfalten und durchsetzen. Nun erst wurde der für die Gesellschaft verlorene »Trunkenbold« entstigmatisiert und in einen therapierbaren »kranken« Alkoholiker transformiert.

Alkohol war auch in Europa oft ein Sündenbock: ein Opfer, das gerichtet werden mußte, um die Gesellschaft von einem kapitalen Übel zu befreien. Doch die Sündenbock-Argumentation verfing in den USA offenbar besser als in der Alten Welt. Dies hing sicher mit dem Fortschritts- und Sendungsbewußtsein zusammen, das hier ausgeprägter war als als in einem Europa, dessen perspektivischer Optimismus im Ersten Weltkrieg definitiv zusammenbrach. In Amerika war der »Untergang des Abendlandes« kein dermaßen virulentes Thema wie in Europa. Die USA waren mit dem Ersten Weltkrieg zur stärksten Gläubigernation und zur stärksten Wirtschaftsmacht der Welt geworden. Seit langem befanden sie sich auf der Suche nach dem »one best way«, nach der genuin vernünftig-rationalen, zwingend besseren, unübertrefflichen, typisch amerikanischen und deshalb nachahmenswerten Lösung. Die USA begriffen sich als moralische Speerspitze der Welt und zugleich als Land, das den wissenschaftlich-technischen und den arbeitsorganisatorischen Fortschritt auf immer neue Höhen brachte. Sie verstanden sich als kultureller Melting pot, als Schmelztiegel, in dem europäische Nationalcharaktere eingeschmolzen und zu einem neuen, harmonischen Menschenschlag amalgamiert werden sollten. Die soziale Realität sah – und sieht – anders aus. Der Industrialisierungs- und Urbanisierungsprozeß verlief weitgehend ungesteuert; der wirtschaftliche und gesellschaftliche Wandel konfrontierte Individuen, Subkulturen, ganze Regionen mit enormen Problemen und erzeugte zum Teil vehemente Gegenreaktionen. Schroffe soziale Gegensätze und kulturelle Spannungen waren in den USA trotz Melting-pot-Mythos offenbar ausgeprägter oder wurden ausgeprägter erfahren als in Europa. Zwischen idealisiertem Selbstverständnis und alltäglicher Erfahrung klaffte also eine große Lücke. Die damit verbundene kollektive Verunsicherung machte die Vorstellung populär und plausibel, die anhaltenden sozialen Schwierigkeiten müßten mit irgendetwas Unamerikanischem, mit dem Schnapsteufel oder den Kommunisten oder – wie wir noch sehen werden – mit den sogenannten Rauschgiften, zusammenhängen. In den Jahren nach dem Ersten Weltkrieg war der Alkohol eine Projektionsfläche für Unzuträglichkeiten aller Art; gegen diesen Feind eröffnete die amerikanische Gesellschaft, angeführt durch »moralische Unternehmer« (Howard S. Becker 1973), einen »symbolischen Kreuzzug« (Joseph R. Gusfield 1963), der zwar nicht den Alkohol zum Verschwinden brachte, hingegen mithalf, das moralische Selbstbewußtsein der sich formierenden Weltmacht USA zu stärken.

Dieser Rückblick auf die Geschichte der Alkoholprohibition erleichtert in vielem das Verständnis der heutigen Drogenproblematik, auf die im folgenden eingegangen wird.

Opium und Chemie der Alkaloide: Zur Industrialisierung der Drogenproduktion

Die starke Zeitgebundenheit der Ansichten über Nützlichkeit oder Schädlichkeit, über Vorteilhaftigkeit oder Gefährlichkeit von Drogen und die damit zusammenhängende Relativität der gesetzlichen Normen, denen sie unterworfen wurden, zeigt sich besonders eindrücklich beim Opium. Funde aus der Schweiz, Südfrankreich und Italien zeigen, daß der Anbau von Mohn schon um 4 000 v. Chr. bekannt war. Opium weist also eine über 6 000 Jahre sich hinziehende Überlieferung auf – so lange haben Menschen mit diesem Stoff gelebt; erst vor 80 Jahren kamen sie auf die Idee, er müsse weltweit verboten, illegalisiert, kriminalisiert, verfolgt und ausradiert werden.

Opium wird aus der Mohnpflanze gewonnen. Ursprünglich umfaßte die Familie der Papaverazeen über 700 Wildformen, heute sind noch etwa 100 Formen bekannt. Bei den roten Mohnblüten, die auf unseren Feldern häufig zu sehen sind, handelt es sich um Klatschmohn (Papaver rhoeas). Die weitaus verbreitetste Mohnform ist allerdings der Schlafmohn, der Papaver somniferum, aus dem das Opium stammt. Dieser Schlafmohn ist eine uralte Kulturpflanze. Es handelt sich nicht um eine Urform, sondern um das Resultat jahrhundertelanger Verbesserungen der Pflanze, die alle darauf abzielten, den Ertrag an Opium zu steigern (Abb. 7).

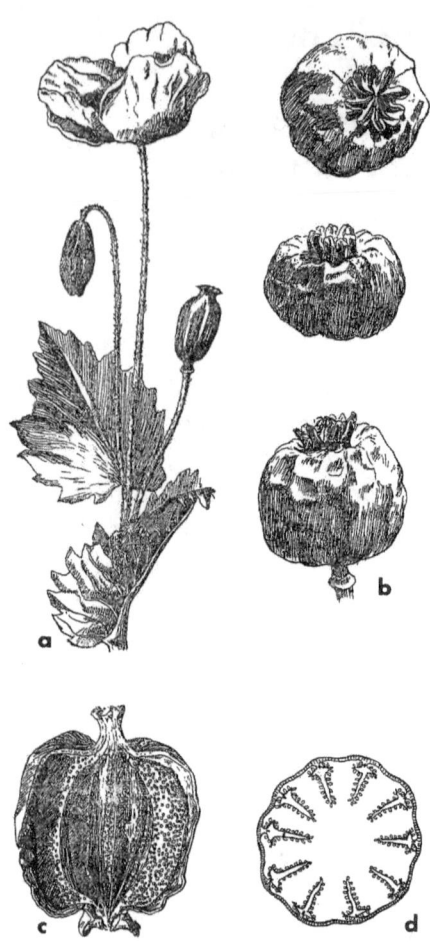

Abb. 7 a–d. Schlafmohn. **a** Blühende Pflanze, **b** getrocknete Kapseln; **c** Querschnitt, **d** Längsschnitt durch eine Mohnkapsel. (Aus: Bensussan I.J., L'opium. Considérations générales. Paris 1946).

Dieser Mohn ist eine vielfältig nutzbare Kulturpflanze, die sich leicht reproduzieren läßt. Eine Kapsel enthält Tausende von Samen, und zwar handelt es sich um genetisch homogenes Material, welches das Saatgut für ein ganzes Feld abgeben könnte. In traditionellen Anbaugebieten war Mohn eine Pflanze, die in vielfacher und unterschiedlicher Weise genutzt wurde. In noch nicht ausgereiftem Zustand konnte sie als Gemüse gegessen werden. In vielen Gegenden wurde Mohn wegen seines ölhaltigen Samens geschätzt. Primäres Anbaumotiv scheint aber allgemein doch das Opium gewesen zu sein. Nach der Opiumgewinnung, die noch an der grünen, nicht ganz reifen Kapsel vorgenommen wird, kann nochmals Öl aus der Blüte gepreßt werden; es wurde sowohl in der Küche als auch für die Beleuchtung verwendet. Der Preßkuchen wiederum ergibt ein gutes Viehfutter, von ärmeren Familien wurden diese Rückstände auch für das Strecken des Brotgetreides verwendet. Aus den trockenen Stengeln wiederum konnte Heizmaterial für den Winter hergestellt werden. Die Mohnpflanzungen waren auf diese Weise vielfach in das ökologische System integriert, es handelte sich um ein Produkt, das optimal auf die Subsistenzwirtschaft und den Geldbedarf einer kleinfamiliär-bäuerlichen Produktionsweise abgestimmt war.

Das Stichwort »Familienökonomie« ist in diesem Zusammenhang wichtig. Der Anbau und die Gewinnung von Opium ist – während kurzer Zeit allerdings nur – äußerst arbeitsintensiv. Ausgesät wird zwischen November und Februar, geerntet zwischen Mai und Juli. Den höchsten Ertrag bringen die Pflanzen kurz vor der Reife. Die noch grünen Kapseln werden mit kunstvoll gefertigten Messerchen geritzt, hier tritt dann eine weißliche Milch, das Opium, heraus. Trotz der Extraktionsverfahren, die durch die chemische Industrie entwickelt wurden, vermochte sich eine rationelle Bewirtschaftung im großen Stil – im Gegensatz zum Zucker oder zur Baumwolle, deren Anbau von den aufsteigenden Kolonialmächten auf Riesenplantagen in Regie genommen wurde – beim Opium nicht durchzusetzen. Hier dominierten kleinbäuerliche Produzenten; es war ein flexibles Arbeitsangebot vorhanden, Männer, Frauen, Kinder,

Verwandte und Bekannte konnten kurzfristig große Arbeitspensen leisten. Die Opiumernte selbst blieb gebunden an Handfertigkeit, an manuelles Know-how, an Erfahrungswerte über den besten Zeitpunkt der Ernte.

Die Kunst besteht darin, die Kapselschnitte genau in der richtigen Tiefe vorzunehmen; sind sie zu wenig tief, so ist der Ertrag niedrig, sind sie hingegen zu tief, so fließt das Opium in das Innere der Samenkapsel und kann zwar noch aus den geernteten Kapseln herausgepreßt werden; die Qualität dieses Stoffes ist dann aber, verglichen mit dem frisch ab Kapsel gewonnenen, sehr schlecht. In Berichten ist von rauschartige Zustände hervorrufenden, aber auch Beschwerden erregenden Duftwolken die Rede, die von diesen Feldern her die bewohnten Gebiete erreichen und die Bewohner belästigen können. Und dies über einen Zeitraum von ca. 3 Wochen hinweg: So lange dauert nämlich die Ernte, bei welcher der Ritzvorgang in der Abfolge von einem oder mehreren Tagen bis zu 6mal vorgenommen wird. 1946 schätzte Ihno J. Bensussan den Arbeitsaufwand für die Gewinnung eines Kilogramms Opium auf 250 Arbeitsstunden. Die Ernteschwankungen sind beträchtlich, sie variieren zwischen guten und schlechten Jahren beträchtlich. Insgesamt können pro Hektar zwischen 5 und 70 kg, durchschnittlich etwa 30–40 kg Opium gewonnen werden. Die klebrige Masse wird nun als Opiumkuchen einem Trocknungsprozeß ausgesetzt; dabei geht um die Hälfe des Gewichts »verloren«. Die so gereifte Substanz, die ganz unterschiedliche Qualität hat, ist dann handels- und marktfähig (Abb. 8).

Auf dieser Verarbeitungsstufe können, wie etwa die britische Opiumproduktion in Indien zeigt, durchaus manufakturiell-industrielle Produktions- und Organisationsformen zur Anwendung kommen. Papaver somni-

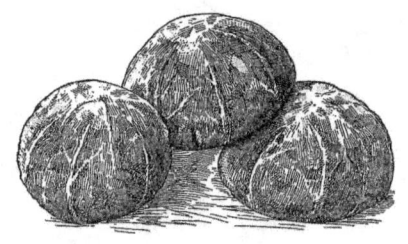

Abb. 8. In Mohnblätter gewickelte Opiumkuchen, wie sie die Produktionsstätten verlassen. (Aus: Bensussan I.J., L'opium. Considérations générales. Paris 1946).

ferum war ein »Cash-Crop«. Er wurde aber in den wenigsten Fällen von den Produzenten selber vermarktet, sondern gelangte in einen lukrativen Zwischenhandel. Zuweilen wurden die angebauten Felder von den verschuldeten Bauern bereits lange vor der Ernte verkauft. Unter solchen Umständen war der Opiumanbau für die Bauern nicht immer lohnender als alternative Produkte. In Indien z. B. wurden die Bauern von den Kolonialherren oft gezwungen, sich von ihren alten Nahrungsmitteln (die auf ihre Ernährungsweise und die lokalen Märkte ausgerichtet waren) abzuwenden und Mohn anzupflanzen. Je größer die Profite wurden, die mit der Vermarktung von Opium zu erzielen waren, desto mehr sahen sich die unmittelbaren Produzenten einem harten Diktat von Händlern ausgesetzt. Die Geschichte des ausgebeuteten Mohnbauern ist also verknüpft mit der Geschichte des spekulativen britischen Opiumhandels in China und, später, mit der Geschichte der Drogenprohibition, also der Betäubungsmittelgesetzgebung.

Der Mohnanbau erstreckte sich auf nahezu alle Hochkulturen der Antike (Mesopotamien, Ägypten, Vorderasien, Kreta, Griechenland, Karthago, Rom). Wer die Form der Mohnkapsel kennt, wird sie häufig auf verschiedensten Reliefs, Münzen, Bildern etc. wiederfinden. Zum Beispiel wird Demeter, die griechische Göttin des Ackerbaus und der Feldfrüchte immer wieder

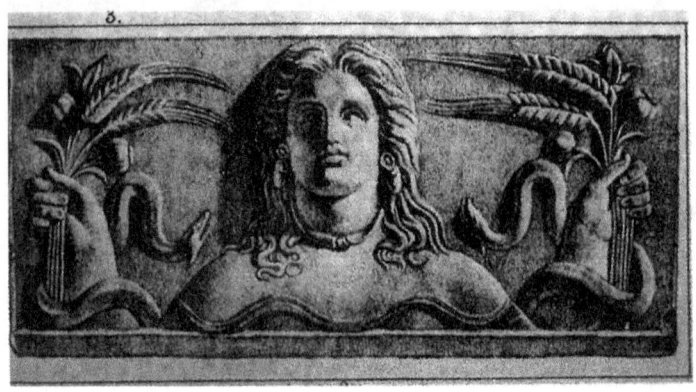

Abb. 9. Brustbild der Demeter. Terrakottarelief aus der Campanaschen Sammlung. (Aus: Seefelder M., Opium. Eine Kulturgeschichte. Frankfurt a./M. 1987).

mit den beiden wichtigsten Pflanzen, mit Getreide und mit der Mohnkapsel, abgebildet (Abb. 9).

Im Abendland scheint das Opium nach der Völkerwanderung nur noch eine ganz marginale Bedeutung gehabt zu haben; in einigen Gegenden war es ganz verschollen. Über die Gründe dieser unterbrochenen Traditionslinie gibt es nur Vermutungen. In der arabischen Medizin hingegen behauptete es seine herausragende Position. Mit den Kreuzzügen des 11. und 12. Jahrhunderts wurde – wie so vieles andere – auch der Theriak bekannt, der von Galen bereits im 2. Jahrhundert als Königin der Heilmittel bezeichnet worden war. Als Theriak (oder im Süddeutschen: Triackel) bezeichnete man opiumhaltige Mischungen von Substanzen, denen verschiedenste Wirkungen zugeschrieben wurden. Im 16. Jahrhundert trugen verschiedene Gelehrte zur Prestigesteigerung von Opium maßgeblich bei. Im 17. und 18. Jahrhundert wurde die Popularisierung von Opium verstärkt; nun kam immer mehr eine Mixtur von Opium und gebranntem Alkohol in Umlauf, das sogenannte Laudanum, das sich während Jahrhunderten zum eigentlichen »Renner« unter den Opiaten entwickelte. Der Buchdruck war dieser Profilierung des Opiums förderlich; verschiedene Autoren veröffentlichten Bücher, die sich mit »Opiologie« befaßten.

Opium wurde also popularisiert – und sein Gebrauch wurde zunehmend populär. Die steigende Nachfrage führte zu Neuerungen auf der Angebotsseite. In der 2. Hälfte des 18. Jahrhunderts wurden dann nicht nur die Grundlagen für die Verwissenschaftlichung und Industrialisierung des Opiums und der Drogenproduktion gelegt. In diese Zeit fallen auch verschiedene, aufgrund agrarökonomischer Erwägungen unternommene, von Kriegszeiten abgesehen aber gescheiterte Versuche, den Mohnanbau in Europa wieder heimisch zu machen und eine Eigenproduktion von Opium aufzubauen. Das Interesse an einer kostengünstigen, gesicherten Opiumversorgung hing mit der Wertschätzung zusammen, die dieser Stoff genoß. Opium galt damals als ein äußerst vielfältig anwendbares Mittel; ein altes Sprichwort besagte, es heile alles – außer sich selbst, und an diese Weisheit hielten sich die Ärzte. Der vehemente Alkoholgegner Hufeland z. B. hatte für Opium gute Worte übrig, erklärte er doch zu Beginn des 19. Jahrhunderts, die Geschichte dieses Stoffes sei im wesentlichen die Geschichte der Medizin.

Das ausgehende 18. Jahrhundert war geprägt durch das Zusammentreffen von drei zentralen Ereignissen (oder Ereignisfolgen): Erstens durch den geistig-kulturellen Umbruch der Aufklärung, zweitens durch die politisch-institutionelle Umwälzung der Französischen Revolution (die ja mitnichten auf Frankreich beschränkt blieb) und drittens durch eine agrarisch-industrielle Revolution, die von »ökonomischen Patrioten« und von einer neuen besitzbürgerlichen Unternehmerschicht vorangetrieben wurde. Diese Vorgänge spielten sich nicht überall gleichzeitig ab, es gab Pionierländer, die zu Leitbildern emporstiegen und eine beträchtliche Ausstrahlung auf andere hatten; erwähnt seien nur Großbritannien, die erste »Werkstatt der Welt«, und eben die Französische Revolution von 1789.

Im 18. Jahrhundert wurde – vor allem von aufklärerischen Geistern – zunehmend die Frage gestellt, ob die Eigenproduktion von Rohopium nicht eine der Möglichkeiten für eine Rentabilisierung der Landwirtschaft in Europa darstelle. Damals verschwand die traditionelle Dreifelderwirtschaft nach und nach, sie wurde durch eine neue Fruchtwechselwirtschaft verdrängt, die eine Zersetzung der alten »gemeinen« Eigentumsformen, das gegenläufige Vordringen eines possessiven Individualismus mit privater Dispositionsfreiheit über den Boden und dann auch die Einführung neuer Pflanzen und Feldfrüchte zu ihrer Voraussetzung hatte. Zu erwähnen ist hier natürlich insbesondere die Kartoffel, die als ehemalige Armenspeise, als Nothelfer der Unterschichten in Krisenzeiten, eingeführt wurde und die dann in den kommenden beiden Jahrhunderten nach und nach die Sozialpyramide hinaufklettert. Aber auch neugezüchtete Kunstfutterarten wie Klee, Esparsette, Luzerne gehörten dazu. Initiiert wurden diese neuen Landwirtschaftsexperimente von den sogenannten Ökonomischen Patrioten oder Patriotischen Ökonomen, d. h. von Angehörigen der »aufgeklärten« Stadt-Oberschicht, die das Ziel verfolgten, die strukturelle Arbeitslosigkeit und die stationäre Produktivität in der Landwirtschaft zu beenden und mit neuen Impulsen eine Dynamisierung dieses Sektors zustandezubringen – durchaus im Sinne der Erschließung neuer rentabler Anlagesphären für das in den Städten akkumulierte Handelskapital. Es handelte sich hier um ein gesamteuropäisches Phänomen; nach 1750 brach eine Art »Gründungsfieber« aus, es konstituierten sich miteinander korrespondierende Gesellschaften, die sich dem Ziel der Ertragssteigerung in der Landwirtschaft widmeten.

Diese Bestrebungen hatten in verschiedenen Ländern, zu erwähnen sind insbesondere England, Frankreich und Deutschland, Experimente mit Mohnanbau zur Folge. In England z. B. erstreckt sich diese Phase von 1740 bis 1870; in den Jahren 1790 bis 1820 – das war genau jene Phase einer forcierten Umwandlung der Agrarwirtschaft – erreichte sie auch anderenorts in Europa ihren Kulminationspunkt. In der Schweiz schlug 1810 ein Pfarrer vor, weißen Mohn anzubauen, um ein Opium zu gewinnen, das »in vielen Rücksichten dem mit Unreinigkeiten vermengten morgenländischen (...) vorzuziehen ist«. Der Autor war sich bewußt, daß ein derart arbeitsintensives Unterfangen auf Schwierigkeiten stoßen würde, er meinte aber, daß rationeller Anbau und insbesondere der Einsatz von Kindern, zum Ziele führen könnten.

Der Mohnanbau blieb aber letztlich überall begrenzt. Die geschilderte Arbeitsintensität der Opiumproduktion erwies sich als großer Nachteil für die Kultivierung des Schlafmohns in allen europäischen Ländern, der einheimische Stoff vermochte nie mit dem importierten wirklich zu konkurrieren, kommerziell blieb das Unternehmen ein Flop, vielleicht am ehesten der Zuckerrübe vergleichbar, die ja während der Napoleonischen Kriege auch einen Aufschwung erlebte, um dann nach der Aufhebung der Kontinentalsperre 1815 in die Phase des Niedergangs einzutreten. Anders als in diesem Falle, wo staatliche Protektion und technische Rationalisierung das Überleben des autochthonen Anbaus gewährleisteten, wurde der Indlandmohnanbau mit zunehmen-

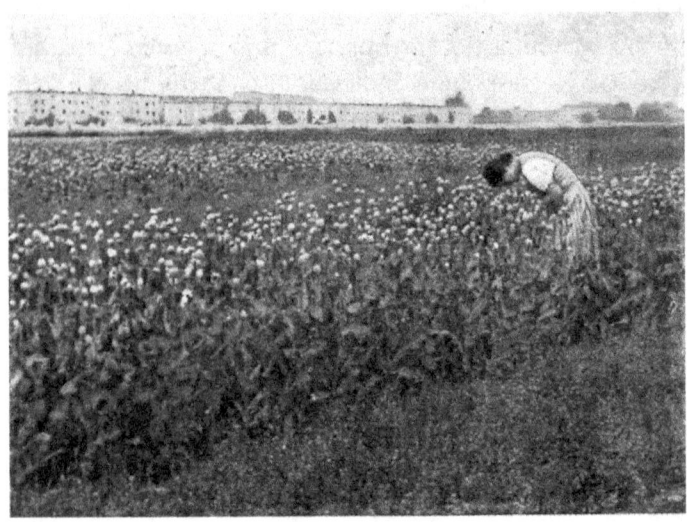

Abb. 10. Mohnanbauversuch zur Opiumgewinnung bei Leipzig. (Aus: Heeger E.F., et al., Papaver somniverum L. Der Mohn. Berlin 1947).

der Welthandelsintegration und fortschreitend skeptischerer Beurteilung des Stoffs im ausgehenden 19. Jahrhundert von unbedeutenden Ausnahmen abgesehen, wieder zurückgedrängt; pharmazeutische Firmen unterhielten allerdings auch im 20. Jahrhundert noch Mohnplantagen, wobei hier insbesondere die beiden Weltkriege gute Absatzchancen boten (Abb. 10).

Mit der Aufklärung brach auch das goldene Zeitalter der Wissenschaft, genauer: der Naturwissenschaften an. Im Gegensatz zur spekulativen Theologie handelte es sich hier um exakte, empirische, auf der experimentellen Überprüfung von Hypothesen im Laboratorium aufbauende Wissenschaften. Den raschesten Erkenntniszuwachs verzeichnete damals die Chemie. Im Bereich von Heilmitteln und Medikamenten wurde nun nicht mehr wie früher nach immer neuen Mischungen (mit undefinierten Wirkungen), sondern nach den reinen, nicht mehr weiter reduzierbaren Wirksubstanzen gesucht. Die wissenschaftliche Erforschung des Allerweltheilmittels, der natürlichen Apotheke Opium, lag damals also gewissermaßen in der Luft. Es bestand die Hypothese, daß die Wirkung dieser altbekannten Substanz auf einem ganz speziellen Wirkstoff beruhen müsse, den es nun herauszufinden und herauszulösen galt. Dieser Forschung lag die Trial-and-error-Methode zugrunde: über Versuch und Irrtum wurde eine Annäherung an praktikable Problemlösungen erzielt. 1803 kam Charles L. Derosne über den Vorgang mehrmaligen Waschens von Opium zu einem Salz, das er unter der Bezeichnung »sel de Derosne« in Umlauf brachte; spätere Analysen zeigten, daß es sich dabei um eine Mischung der beiden Alkaloide Morphium und Narkotin handelte. Gleichzeitig experimentierte in Paderborn ein junger Apotheker, Friedrich W. Sertürner, ebenfalls mit wässrigen Auszügen aus Opium; er kam auf die Idee, diese Opiumlösung mit Ammoniak zu übersättigen, worauf Kristalle ausgefällt wurden, die er nun – zuerst an Hunden, dann an Menschen, unter anderem an sich selbst – ausprobierte. Da er mit einer – von den heutigen Erkenntnissen her – 3fachen Maximaldosis operierte, gelangte er augenblicklich zu dem Schluß, daß in dem neugeschaffenen Stoff das schlafmachende Prinzip des Opiums stecken müsse; als Gegentest konsumierte er auch die verbliebenen Rückstände der Opiumpaste, um festzustellen, daß er in diesem Fall wach blieb. Als humanistisch gebildetem Naturwissenschaftler fiel ihm der Name des griechischen Gottes des Schlafes oder des Traumes, Morpheus, ein, von daher der Name »Morphin«, oder – allgemeinsprachlich – »Morphium«. Sertürner veröffentlichte sein Experiment 1805 im Leipziger »Journal de Pharmacie« und gilt deshalb heute als Entdecker dieses ersten Opiumalkaloids (Derosne brachte seine Erkenntnisse erst 1814 zu Papier).

Morphium entpuppte sich bald als stark analgetischer, polyfunktionaler Stoff mit breitem Verwendungsspektrum. Für Schmerzlinderung konnte es ebenso eingesetzt werden wie für die Hemmung der Darmperistaltik, außerdem ist ihm eine angstlösende, euphorisierende Wirkung eigen. Bereits in den 1820er Jahren begann die Darmstädter Firma Merck & Co. mit der kommerziellen Herstellung des Stoffes. Sertürner lebte bis 1841, noch zu seinen Lebzeiten gelang es aufgrund der fulminanten Fortschritte in der chemischen Wissenschaft, diesen Stoff als Alkaloid, d. h. als organische Base, zu interpretieren und die genaue Summenformel dafür zu finden (erst 1948 sollte es erstmals gelingen, Morphium vollsynthetisch herzustellen). In der Folge entpuppte sich Opium als ein Cocktail von Alkaloiden, von denen bis um die Jahrhundertmitte gegen 20 davon isoliert und rein dargestellt wurden; sie erhielten klingende Namen wie Thebain, Kodein, Papaverin, Narcein und Narkotin (bzw. Noscapin). Es war nun klar, daß das Rohopium zu etwa einem Viertel aus solchen spezifischen Wirkstoffen besteht, der wichtigste davon ist (je nach Anbaugebiet und Qualität) mit 8–15 % das zuerst entdeckte Morphium. – Auch aus anderen Naturheilstoffen oder Genußmitteln konnten nun solche Alkaloide extrahiert werden. So gelang es 1860 dem Göttinger Chemiker A. Niemann, das Alkaloid der Blätter des Kokastrauchs, das er Kokain nannte, zu isolieren.

Gleichzeitig mit der raschen Entdeckung von Alkaloiden wurden auch neue Methoden der Applikation entdeckt. 1856 verwendete A. Wood erstmals die Methode der subkutanen Injektion mittels einer Hohlnadelspritze, die nach ihrem Erfinder, dem französischen

Arzt und Apotheker Charles G. Pravaz, »Pravaz-Spritze« genannt wurde. Diese Spritze erlebte alsdann einen phänomenalen Siegeszug, sie stieg zu einem prestigeträchtigen Statussymbol für Ärzte auf, die damit so ziemlich alles, was sich an Medizin verflüssigen ließ, zu spritzen versuchten – bis hin zum Kamillentee. Seit diesem Zeitpunkt ist die Geschichte des Opiums eng verbunden mit jener der »modernen Kriegsführung«. Vom amerikanischen Sezessionskrieg (1861/65) über den preußisch-österreichischen Krieg von 1866, den deutsch-französischen Krieg von 1870/71 bis zum Ersten und Zweiten Weltkrieg: überall zeigte sich das Morphium unentbehrlich zur Behandlung einer steigenden Anzahl von Kriegsversehrten. Jeder dieser Kriege markierte einen regelrechten Suchtschub; in den USA war bald von der »soldier's disease« die Rede.

Die Erforschung der Stoffe ging inzwischen weiter. Da Morphin schlecht lösbar war, wurde schon bald ein Verfahren entwickelt, das es ermöglichte, aus der Morphinbase Salze zu gewinnen; das wichtigste war das 1870 erfundene Morphinhydrochlorid. Ein für die Drogengeschichte denkwürdiges Datum war 1874, als C.R. Alder Wright im Journal of the Chemical Society (London) über diverse Experimente mit solchen Morphinsalzen und diversen Säuren berichtete. Unter anderem hatte er Essigsäureanhydrid mit Morphin aufgekocht und dabei eine Reaktion festgestellt. Er wußte die Entdeckung aber nicht zu würdigen und verfolgte diese Spur nicht mehr weiter. Tatsächlich hatte er damals das entdeckt, was heute unter dem Namen »Heroin« bekannt ist. Dieser Stoff wurde dann 1898 durch den beim deutschen Arzneimittelfabrikanten Bayer angestellten Chemiker Heinrich Dreser nochmals entwickelt. Die Herkunft des Namens »Heroin« ist nicht ganz geklärt, wahrscheinlich dachten Dreser und seine Leute an »heroisch«, und die

Wirkung des Mittels war wirklich stark. Es ist mittlerweile bekannt, daß die Firma Bayer nun Heroin unter anderem als Mittel gegen Lungen- und Brustleiden und insbesondere gegen starken Husten propagierte; es hatte sich tatsächlich gezeigt, daß entsprechende Anfälle augenblicklich gestoppt werden konnten. Im ersten Jahrzehnt des 20. Jahrhunderts erzielte Heroin als Medikament einen breiten Durchbruch, warnende Stimmen, die auf das beträchtliche Suchtpotential des Stoffs hinwiesen, blieben vorerst marginal und wurden von Bayer auch aktiv durch bezahlte Gegengutachten bekämpft. Ein Jahr nach der Erfindung des Heroins kam das »Aspirin« in den Verkauf und in den folgenden Jahrzehnten fand aufgrund des rasanten Fortschritts in der Arzneimittelbranche und der zunehmend skeptischen Beurteilung von Opiaten ein Verdrängungswettbewerb statt; Opium, das während Jahrtausenden als unersetzlich galt, »god's own medicine«, wurde zunehmend durch neue, meist synthetische Medikamente verdrängt. Die Prohibition kam im schönen Gleichtakt voran mit der pharmazeutischen Industrie, die nun lieber synthetische und halbsynthetische Medikamente verkaufte als das Allroundmittel Opium und das äußerst leistungsfähige Analgetikum Morphium.

Auf zwei wichtige pharmazeutische Neuschöpfungen aus den Jahren des Zweiten Weltkrieges soll zur Abrundung dieser Übersicht noch kurz eingegangen werden:

> Parallel zur Analyse des Opiums wurde auch die Mutterkornforschung intensiviert. 1938 gelang es dem Sandoz-Chemiker Alfred Hofmann, aus der Lysergsäure, einem Alkaloidstoff des Mutterkorns, das LSD, das Lysergsäurediäthylamid, herzustellen; 1943 entdeckte er – durch eine Art systematischen Zufall – an sich selber die bewußtseinsverän-

dernde Wirkung dieses Stoffs, der in den ausgehenden 60er Jahren dann zur »Erfahrungsdroge« par excellence aufstieg und seit 1970 der Prohibition unterstellt wurde.

Während des 2. Weltkriegs entwickelte die deutsche Chemiefirma Hoechst das erste vollsynthetische Opiat »Polamidon«, das heute unter dem Namen »Methadon« bekannt ist. Den Anstoß für die Erforschung synthetischer Substitute gab die Wehrmacht, die im blockadebeeinträchtigten Dritten Reich ein Schmerzlinderungsmittel für die Kriegsverwundeten und ein Ruhigstellungsmittel für Störelemente benötigte. Methadon sollte mithelfen, das gute Funktionieren der nationalsozialistischen Kriegsmaschinerie zu gewährleisten.

Die wissenschaftliche Analyse und die technisch-industrielle Beherrschung des Opiums stand in einem engen Zusammenhang mit der Medikalisierung der Gesellschaft oder – anders gesagt – der »Enteignung der Gesundheit«. Es waren vor allem die Ärzte, die ihre Stimme zu erheben begannen. Im Opium sahen die Mediziner nun zunehmend ein Mittel, das kontrollbedürftig sei. Als Aphrodisiakum untergrabe es jegliche Moral, als Traumstoff halte es die Leute vom intensiven Arbeiten ab. Solche Statements waren neu; sie entsprachen indessen optimal der Interessenlage der Ärzte und Apotheker, die sich in der 2. Hälfte des 19. Jahrhunderts zu Berufsständen zusammenschlossen und die begannen, den Markt für medizinische Eingriffe und Maßnahmen zu monopolisieren. Diese Entwicklung half das Terrain für die Opiumprohibition im 20. Jahrhundert zu ebnen. Deren Beginn markiert die erste internationale Opiumkonferenz von Den Haag (1911/12), auf die im folgenden einzugehen sein wird.

Antiopiumbewegung: Der Kreuzzug gegen die Rauschgifte seit dem Internationalen Opium-Abkommen von Den Haag (1912)

Am 1. Dezember 1911 wurde unter dem Vorsitz von Bischof Charles Brent in Den Haag die erste internationale Opiumkonferenz eröffnet. Die 12 teilnehmenden Länder – eingeladen waren 14, aber Österreich-Ungarn und die Türkei hatten abgesagt – tagten bis zum 23. Januar 1912 und verabschiedeten als Resultat der Verhandlungen die Erste Internationale Opium-Konvention von 1912. Auszüge hieraus zeigt Abb. 11 (S. 93–99).

Die Haager Opium-Konvention stellte keine rechtlich verbindlichen Verhaltensregeln, Anweisungen und Maßnahmen auf; sie gab bloß Empfehlungen ab. Dennoch ging ihre Wirkung viel weiter, gab sie doch die Richtung vor, entlang derer nun nach und nach in (fast) allen Ländern nationale Drogengesetze erlassen wurden, die es dann wiederum ermöglichten, das internationale Abkommen zu ratifizieren.

Die USA spielten bei der Genese des »War on drugs« die zentrale Rolle. Dafür waren eine ganze Reihe von Gründen verantwortlich.

1. Die opiumfeindliche Haltung der USA wurde von Anfang in starkem Ausmaß durch rassistische Gesichtspunkte bestimmt. Nach 1850 begannen Chinesen

Internationales Opium-Abkommen.

Seine Majestät der Deutsche Kaiser, König von Preussen, im Namen des Deutschen Reichs; der Präsident der Vereinigten Staaten von Amerika; Seine Majestät der Kaiser von China; der Präsident der Französischen Republik; Seine Majestät der König des Vereinigten Königreichs von Grossbritannien und Irland und der Britischen überseeischen Lande, Kaiser von Indien; Seine Majestät der König von Italien; Seine Majestät der Kaiser von Japan; Ihre Majestät die Königin der Niederlande; Seine Kaiserliche Majestät der Schah von Persien; der Präsident der Portugiesischen Republik; Seine Majestät der Kaiser aller Reussen; Seine Majestät der König von Siam,

von dem Wunsche geleitet, auf dem von der Internationalen Opium-Kommission in Schanghai im Jahre 1909 eingeschlagenen Wege fortzuschreiten;

entschlossen, die allmähliche Unterdrückung des Missbrauchs von Opium, Morphin, Kokain sowie solcher Verarbeitungen und Derivate dieser Stoffe, welche zu ähnlichen Missbräuchen Anlass geben oder Anlass geben können, herbeizuführen;

in der Erkenntnis der Notwendigkeit und des wechselseitigen Nutzens einer internationalen Verständigung über diesen Gegenstand;

in der Überzeugung, dass diesem humanitären Bestreben alle interessierten Staaten einmütig beitreten werden,

haben beschlossen, zu diesem Zwecke ein Abkommen zu treffen, und zu Ihren Bevollmächtigten ernannt: (...)

Kapitel 1.

Rohopium

Definition. Unter Rohopium ist zu verstehen:

Der aus den Kapseln des Schlafmohns (Papaver somniferum) gewonnene, freiwillig geronnene Milchsaft, der nur die für seine Verpackung und seinen Versand erforderliche Behandlung erfahren hat.

Abb. 11. Das Internationale Opiumabkommen von 1912 (Faksimile in Auszügen). (Aus: Schweizerisches Bundesblatt 1924).

Artikel 1.

Die Vertragsmächte werden Gesetze oder Verordnungen zu einer wirksamen Überwachung der Erzeugung und des Vertriebs des Rohopiums erlassen, sofern die bestehenden Gesetze oder Verordnungen nicht bereits entsprechende Bestimmungen enthalten.

Artikel 2.

Die Vertragsmächte werden, soweit es die besonderen Verhältnisse ihrer Handelsbeziehungen gestatten, die Zahl der Städte, Häfen und sonstigen Örtlichkeiten, über welche die Ausfuhr oder die Einfuhr gestattet sein soll, beschränken.

Artikel 3.

Die Vertragsmächte werden Massregeln treffen:
 a. um die Ausfuhr von Rohopium nach Ländern zu verhindern, die dessen Einfuhr verboten haben, und
 b. um die Ausfuhr von Rohopium nach Ländern zu überwachen, die dessen Einfuhr beschränken,
sofern nicht bereits entsprechende Vorschriften bestehen.

Artikel 4.

Die Vertragsmächte werden Verordnungen erlassen, nach denen jedes Paket, das zur Ausfuhr bestimmtes Rohopium enthält, in einer seinen Inhalt angebenden Weise gekennzeichnet sein muss, sofern die Sendung das Gewicht von 5 kg übersteigt.

Artikel 5.

Die Vertragsmächte werden nur gehörig ermächtigten Personen die Einfuhr und Ausfuhr von Rohopium gestatten.

Kapitel II.

Zubereitetes Opium.

Definition. Unter zubereitetem Opium ist zu verstehen:

Das Erzeugnis des Rohopiums, welches durch eine Reihe eigenartiger Verfahren, insbesondere durch Auflösen, Eindampfen, Rösten, Vergärenlassen, gewonnen ist, die den Zweck haben, das Rohopium in ein zum Genusse geeignetes Extrakt umzuwandeln.

Unter den Begriff des zubereiteten Opiums fallen auch der sogenannte Dross und alle andern Rückstände von Rauchopium.

Artikel 6.

Die Vertragsmächte werden unter Berücksichtigung der besonderen Verhältnisse in den einzelnen Ländern Massregeln zum Zwecke der allmählichen und wirksamen Unterdrückung der Herstellung, des Vertriebs im Inland und der Verwendung von zubereitetem Opium treffen, sofern nicht bereits entsprechende Bestimmungen bestehen.

Artikel 7.

Die Vertragsmächte werden die Einfuhr und Ausfuhr von zubereitetem Opium verbieten; diejenigen Mächte, welche zu einem sofortigen Verbote der Ausfuhr des zubereiteten Opiums noch nicht in der Lage sind, werden das Verbot so bald als möglich erlassen.

Artikel 8.

Die Vertragsmächte, die zu einem sofortigen Verbote der Ausfuhr des zubereiteten Opiums noch nicht in der Lage sind, werden

a. die Zahl der Städte, Häfen oder sonstigen Örtlichkeiten beschränken, über welche zubereitetes Opium ausgeführt werden darf;

b. die Ausfuhr von zubereitetem Opium nach Ländern verhindern, die gegenwärtig die Einfuhr untersagen oder in Zukunft untersagen werden;

c. in der Zwischenzeit die Versendung von zubereitetem Opium nach Ländern verbieten, welche die Einfuhr zu beschränken wünschen, sofern sich der Versender nicht nach den Vorschriften des Einfuhrlandes richtet;

d. Bestimmungen erlassen, nach denen jede zur Ausfuhr gelangende Sendung, die zubereitetes Opium enthält, ein besonderes, ihren Inhalt angebendes Kennzeichen tragen muss;

e. die Ausfuhr von zubereitetem Opium nur besonders dazu ermächtigten Personen gestatten.

Kapitel III.
Opium für medizinische Zwecke, Morphin, Kokain usw.

Definition. Unter Opium für medizinische Zwecke ist zu verstehen:

Rohopium, das auf $60°$ C erwärmt worden ist und nicht weniger als 10 v. H. Morphin enthält, auch gepulvert oder granuliert oder mit neutralen Stoffen gemischt.

Unter Morphin ist zu verstehen:
das Hauptalkaloid des Opiums mit der chemischen Formel $C_{17}H_{19}NO_3$.

Unter Kokain ist zu verstehen:
das Hauptalkaloid der Blätter von Erythroxylon Coca mit der Formel $C_{17}H_{21}NO_4$.

Unter Heroin ist zu verstehen:
das Diazetylmorphin mit der Formel $C_{21}H_{23}NO_5$.

Artikel 9.

Die Vertragsmächte werden Gesetze oder Verordnungen über das Apothekenwesen erlassen, durch welche die Herstellung, der Verkauf und die Verwendung von Morphin, Kokain und deren Salzen auf den medizinischen und gesetzmässigen Gebrauch beschränkt wird, sofern die bestehenden Gesetze und Verordnungen nicht bereits entsprechende Bestimmungen enthalten. Sie werden gemeinsam darauf hinarbeiten, um den Gebrauch dieser Stoffe für irgendeinen anderen Zweck zu verhindern.

Artikel 10.

Die Vertragsmächte werden bemüht sein, alle Personen, welche Morphin, Kokain oder deren Salze herstellen, einführen, verkaufen, vertreiben und ausführen, sowie die Gebäude, in denen sie dieses Gewerbe oder diesen Handel ausüben, zu überwachen oder deren Überwachung zu veranlassen.

Zu diesem Zwecke werden die Vertragsmächte bemüht sein, die folgenden Massregeln zu treffen oder zu veranlassen, sofern nicht bereits entsprechende Bestimmungen bestehen:

    a. die Herstellung von Morphin, Kokain und deren Salzen auf die Betriebe und Örtlichkeiten zu beschränken, für die eine Ermächtigung erteilt ist, oder sich über die Betriebe und Örtlichkeiten zu unterrichten, in denen diese Stoffe hergestellt werden, und hierüber ein Register zu führen;

    b. zu verlangen, dass alle, welche Morphin, Kokain und deren Salze herstellen, einführen, verkaufen, vertreiben und ausführen, eine Ermächtigung oder Erlaubnis hierzu besitzen oder den zuständigen Behörden eine amtliche Anzeige machen;

c. von diesen Personen zu verlangen, dass sie über die hergestellten Mengen, die Einfuhr, den Verkauf, jede andere Abgabe und die Ausfuhr von Morphin, Kokain und deren Salzen Buch führen. Diese Vorschrift gilt nicht notwendigerweise für die ärztlichen Rezepte und für die Verkäufe seitens der gehörig ermächtigten Apotheker.

Artikel 11.

Die Vertragsmächte werden Massregeln treffen, um im Inlandverkehr jede Abgabe von Morphin, Kokain und deren Salzen an alle nicht ermächtigten Personen zu verhindern, sofern nicht bereits entsprechende Bestimmungen bestehen.

Artikel 12.

Die Vertragsmächte werden bemüht sein, unter Berücksichtigung der besonderen Verhältnisse ihres Landes die Einfuhr von Morphin, Kokain und deren Salzen auf die hierzu ermächtigten Personen zu beschränken.

Artikel 13.

Die Vertragsmächte werden bemüht sein, Massregeln zu treffen oder zu veranlassen, nach denen die Ausfuhr von Morphin, Kokain und deren Salzen aus ihren Ländern, Besitzungen, Kolonien und Pachtgebieten nach den Ländern, Besitzungen, Kolonien und Pachtgebieten der anderen Vertragsmächte nur an Personen gestattet ist, welche die durch die Gesetze oder Verordnungen des Einfuhrlandes dafür vorgesehene Ermächtigung oder Erlaubnis erhalten haben.

Zu diesem Zwecke bleibt es jeder Regierung vorbehalten, von Zeit zu Zeit den Regierungen der Ausfuhrländer Listen der Personen zu übermitteln, denen die Ermächtigung oder Erlaubnis zur Einfuhr von Morphin, Kokain und deren Salzen gewährt worden ist.

Artikel 14.

Die Vertragsmächte werden die auf die Herstellung, die Einfuhr, den Verkauf oder die Ausfuhr von Morphin, Kokain und deren Salzen bezüglichen Gesetze und Verordnungen in Anwendung bringen:
  a. auf das Opium für medizinische Zwecke;
  b. auf alle pharmazeutischen Zubereitungen (offizinelle und nicht offizinelle, einschliesslich der sogenannten Antiopiummittel), welche mehr als $0{,}2$ v. H. Morphin oder mehr als $0{,}1$ v. H. Kokain enthalten;

(...)
b. statistische Angaben über den Handel mit Rohopium, zubereitetem Opium, Morphin, Kokain und deren Salzen sowie den anderen in diesem Abkommen erwähnten Stoffen, ihren Salzen oder Zubereitungen.

Diese Angaben werden so eingehend und schleunig, als tunlich erachtet wird, mitgeteilt werden.

Kapitel VI.
Schlussbestimmungen.
Artikel 22.

Den auf der Konferenz nicht vertretenen Mächten steht es frei, dieses Abkommen zu unterzeichnen.

Zu diesem Zwecke wird die Regierung der Niederlande unverzüglich nach der Unterzeichnung des Abkommens durch die Bevollmächtigten der an der Konferenz beteiligten Mächte alle nicht auf der Konferenz vertretenen Mächte Europas und Amerikas nämlich;

die Republik Argentinien, Österreich-Ungarn, Belgien, Bolivien, Brasilien, Bulgarien, Chile, Columbien, Costa-Rica, die Republik Cuba, Dänemark, die Dominikanische Republik, die Republik Ecuador, Spanien, Griechenland, Guatemala, die Republik Haiti, Honduras, Luxemburg, Mexiko, Montenegro, Nicaragua, Norwegen, Panama, Paraguay, Peru, Rumänien, Salvador, Serbien, Schweden, die Schweiz, die Türkei, Uruguay, die Vereinigten Staaten von Venezuela,

auffordern, einen mit den nötigen Vollmachten ausgestatteten Vertreter zu benennen und im Haag das Abkommen zu unterzeichnen.

Das Abkommen wird mit diesen Unterschriften in Form eines „Unterzeichnungsprotokolls der auf der Konferenz nicht vertretenen Mächte" versehen werden, das unter Angabe des Tages jeder Unterzeichnung unter den Unterschriften der vertretenen Mächte dem Abkommen angefügt wird.

Die Regierung der Niederlande wird jeden Monat allen Signatarmächten von jeder späteren Unterzeichnung Mitteilung machen.
(...)

Artikel 25.

Sollte eine der Vertragsmächte dieses Abkommen kündigen wollen, so soll die Kündigung schriftlich der Regierung der Niederlande erklärt werden, die unverzüglich eine beglaubigte Abschrift der Erklärung allen anderen Mächten unter Angabe des Tages des Empfanges mitteilen wird.

Die Kündigung soll nur für die Macht, die sie erklärt hat, und erst ein Jahr, nachdem die Erklärung bei der Regierung der Niederlande eingegangen ist, wirksam werden.

Zu Urkund dessen haben die Bevollmächtigten dieses Abkommen mit ihren Unterschriften versehen.

Geschehen im Haag am 23. Januar 1912

in einer einzigen Ausfertigung, die im Archiv der Regierung der Niederlande hinterlegt bleiben soll, und von der beglaubigte Abschriften auf diplomatischem Wege allen auf der Konferenz vertretenen Mächten übermittelt werden sollen.

in großer Zahl in die USA einzuwandern; viele von ihnen waren habituelle Tschandukonsumenten, Opiumraucher. Die chinesischen Immigranten galten als äußerst leistungsfähige Arbeitskräfte, die in Bergwerken, in der Landwirtschaft, in Wäschereien und im Eisenbahnbau Beschäftigung fanden. Insbesondere nach der Fertigstellung der großen transkontinentalen Eisenbahnlinien sahen die weißen (d. h. die europäischen) Amerikaner in den opiumrauchenden Kulis, die sich – u. a. gerade wegen dieser Sitte – auf dem Arbeitsmarkt erfolgreich behaupteten, eine unwillkommene Konkurrenz. Mittels einer sogenannten antiorientalischen Kampagne wurde diese Minderheit nun zunehmend über ihre Droge stigmatisiert und unterdrückt. 1875 erließ San Francisco als erste Stadt der westlichen Welt eine Strafnorm gegen Drogenkonsum, die ausschließlich gegen das Rauchopium der Chinesen gerichtet war. In der Folge wurde systematisch eine sogenannte »gelbe Gefahr« aufgebaut: phantastische Schilderungen von Opiumhöhlen, die in den Ausschmückungen von Moralaposteln alsbald zu reinen Inkarnationen aller kleinbürgerlichen Ängste, zu Orten der Unsittlichkeit und des physisch-psychischen Zerfalls gerieten, machten die Runde. Chinesen galten alsbald als ebenso gefährlich wie das Opium, das sie rauchten und die »Höhlen«, in denen sie dies taten. Unter diesen Umständen war der Gesetzgeber gefordert. Der Kongreß wurde aktiv: 1887 beschloß er ein Gesetz, das es den Chinesen, nicht aber den Amerikanern untersagte, Opium zu importieren. 1889 ging es dann direkt gegen die Einwanderer: Die Chinese Exclusion Act schob der weiteren Einwanderung von Chinesen einen Riegel vor. 1890 gestattete ein weiteres Gesetz die Herstellung von Rauchopium ausschließlich amerikanischen Staatsbürgern. 1909 schließlich wurde die Einfuhr von Rauchopium generell verboten. Es handelte sich hier um den ersten »war on drugs«, d. h. um einen amerikanischen Krieg gegen Opium und gleichzeitig gegen die in Amerika ansässigen Chinesen. Im heutigen Jargon könnte man von einer symbolischen Statusdegradierung einer ethnischen Minderheit durch Stigmatisierung einer identitätsstiftenden, alltagskulturellen Substanz sprechen. Eine herausragende Rolle spielte hierbei jener Flügel der amerikanischen Gewerkschaftsorganisationen, der sich voll auf die rassistische Rhetorik weißer Überlegenheit eingelassen hatte. Samuel Gompers (1850–1924), konservativer amerikanischer Gewerkschaftsführer, Kämpfer gegen sozialistische und anarchistische Strömungen innerhalb der Arbeiterbewegung, Mitbegründer der American Federation of Labor (AFL), die er zwischen 1886 und 1924 präsidierte, war zu jeglichen demagogischen Sprüchen bereit, wenn es um den Schutz der teuren weißen gegen die billigen farbigen Arbeitskräfte ging. 1902 veröffentlichte Gompers mit einem Koautor ein Pamphlet mit dem Titel: »Einige Gründe für die Fernhaltung der Chinesen: Fleisch oder Reis, amerikanische Männlichkeit oder asiatisches Kulitum, was soll überleben?« Unter anderem ließ er verlauten: »Die überlegenen Weißen waren gezwungen, die minderwertigen Asiaten durch Gesetz oder, falls notwendig, durch Waffengewalt fernzuhalten ... Die gelbe Rasse neigt von Natur aus zu Lüge, Betrug und Mord, und 99 von 100 Chinesen sind Glücksspieler«. Solche Haltungen können plausibel machen, warum die Unterdrückung des Opiums nicht beim Morphium (das wir heute zu den »harten Drogen« zählen würden), sondern bei der schonendsten Konsumform, beim Rauchopium (das als »weiche Droge« gelten kann), einsetzte.

2. In England und in den USA begann sich in den 1840er Jahren eine Antiopiumbewegung zu formieren, die in den 1870er Jahren in organisatorisch festgefügte

Strukturen hineinwuchs. Die koloniale »Opiumfrage« und die Kritik an der britischen Kolonialpolitik standen im Zentrum der Agitation der 1874 gegründeten Society for the Suppression of the Opium Trade. Die damals führende Weltmacht England hatte seit dem ausgehenden 18. Jahrhundert in Indien eine Großproduktion von Rauchopium aufgebaut; diese Droge wurde seit Beginn des 19. Jahrhunderts in rasch steigenden Mengen nach China exportiert. England vermochte auf diese Weise die eigenen Warenimporte (Tee, Seide und Porzellan) zu finanzieren. Als die chinesische Regierung diesem Schmuggelhandel einen Riegel vorschieben wollte, wurde das »Reich der Mitte« im sog. Opiumkrieg (1839/42) mit überlegenen Waffen und »ungleichen Verträgen« in die Knie gezwungen. In den Jahren nach 1865 mußte die Pekinger Regierung ohnmächtig zusehen, wie die Briten mit Kanonenbooten die Legalisierung des Opiums durchsetzten, die Öffnung von Häfen erzwangen und damit das Startsignal für einen »Open-door-Imperialismus«, für freien Handel und christliche Mission gaben.

Gegen Ende des 19. Jahrhunderts begann sich eine epochale weltgeschichtliche Machtverschiebung abzuzeichnen, in der die USA eine zentrale Rolle spielten. Mit ihrem Aufstieg zur neuen Hegemonialmacht im Pazifik, die 1898 mit dem Krieg gegen Spanien und der Eroberung der Philippinen einsetzte, erhielt er bisher innerhalb der USA geführte »symbolische Kreuzzug« gegen das Opium erstmals eine globale Machtbasis. Daß die Opiumfrage auf die Tagesordnung der internationalen Politik gesetzt wurde, lag im Zug der Zeit und entsprach einer im ausgehenden 19. Jahrhundert sich verallgemeinernden Tendenz zu grenzüberschreitender Kooperation. Diese wurde durch neue weltumspannende Transport- und Kommunikationssysteme ermöglicht und wegen zunehmender Weltmarktverflechtungen nötig. Derselbe Industrialisierungsschub, der über den Rüstungswettlauf die imperialistischen Rivalitäten zwischen den europäischen Großmächten steigerte und das internationale Spannungspotential erhöhte, setzte auch Impulse für eine transnationale Zusammenarbeit über die traditionelle Außenpolitik hinaus frei. Dabei war die Zunahme von internationalen Konferenzen, die sich »nichtpolitischer Fragen« annahmen, charakteristisch. In deren Zentrum stand neben den technisch-infrastrukturellen Problemen vor allem der Schutz der Bevölkerung gegen einen befürchteten Sittenzerfall. Damit verbunden war das Auftreten von neuen technischen Experten, von professionellen Spezialisten und von Repräsentanten privater humanitärer Organisationen im traditionellen Diplomatenmilieu. Die mit der »Opiumfrage« befaßten internationalen Konferenzen wären ohne diesen Trend zur »Versachlichung« und ohne die Professionalisierung des Verhandlungsstils kaum zustandegekommen. Die machtpolitischen Motive blieben jedoch weiterhin wirksam. Albert Wissler konstatierte in seiner 1931 verfaßten Dissertation, »wie sehr die amerikanische Haltung in der Opiumfrage zusammenstimmt mit den weltwirtschaftlichen Interessen des Landes«. »Wie die christlichen Missionare bisher dem europäischen Kolonialimperialismus willkommene Vorarbeit geleistet haben, missioniert nun die amerikanische Moral – ebenso gutgläubig wie jene – für den amerikanischen Finanz- und Wirtschaftsimperialismus«, schrieb Wissler weiter und sah im »Missionsfanatismus der Amerikaner in der Opiumfrage« eine »unschätzbare Waffe der amerikanischen Pazifikpolitik, der der alte europäische Kolonisator im Osten nichts Gleichwertiges entgegenzustellen hat«. Die moralisch sauberen Amerikaner im Kampf gegen die schmutzige Machtpolitik der alten Kolonisatoren: das war die Formel der neuen Prohibitionspolitik.

3. Um die gesellschaftliche Neubewertung der »Drogen« und die Ausweitung der Problemperzeption auf neue Stoffe, insbesondere auf Morphium, Heroin und Kokain zu erklären, ist es zudem nötig, die Veränderungen der Konsumentenstruktur und der Konsummuster zu analysieren. Die moderne Drogengesetzgebung war mit einer Stigmatisierung »fremder Sitten« und mit der Ausgrenzung von Minderheiten verbunden. In den USA richtete sich die Drogengesetzgebung, wie schon erwähnt, bis ins 20. Jahrhundert hinein ausschließlich gegen die Chinesen und gegen ihre Droge Rauchopium. Die Konsumenten des weit stärker wirkenden, industriell hergestellten Morphiums hingegen wurden kaum als Problemfälle angesehen und deshalb noch bis zum Ersten Weltkrieg kaum behelligt. Zwar gab es auch in diesem Konsumsegment »einfache Leute«, insbesondere Kriegsveteranen, die während des Sezessionskrieges von 1860/65 verletzt und aufgrund der medikamentösen Behandlung mit Morphium von diesem Stoff abhängig geworden waren. Hier fiel die Respektabilität der Suchtursache – Verwundung im Krieg – mit der Konformität der Süchtigen zusammen, die keinesfalls aufzufallen beabsichtigten, sondern in ihrer großen Mehrheit ein ganz normales Leben führten. Daneben wurde Morphium in Mittel- und Oberschichten, insbesondere auch in Ärztekreisen gespritzt. Hierbei handelte es sich aber – wie die Untersuchung von Charles E. Terry und Mildred Pellens aus dem Jahre 1928 festhielt, um die »gebildetsten, anerkanntesten und nützlichsten Schichten der Gesellschaft«; in derselben Studie wurde die sogenannt »typische Konsumentin« als eine »zarte Frau mit hellblauen Augen und flachsgelbem Haar« geschildert. Das war so ziemlich das Gegenbild

zu den Chinesen; es gab also keine Anhaltspunkte, die ein Eingreifen nötig gemacht hätten. – Schon vor dem ersten Weltkrieg ereignete sich aber in den amerikanischen Großstädten eine dramatische Veränderung des Drogenkonsums: Es bildeten sich drogenzentrierte Subkulturen von Jugendlichen heraus. Dieselben Stoffe wurden plötzlich mit marginalen Milieus, mit unfähigen Menschen, mit gescheiterten Individuen, kurz: mit Problemen aller Art in Verbindung gebracht. Das veränderte ihre Bewertung fundamental. Davin T. Courtwright hat in seiner die Opiumabhängigkeit in den USA vor 1940 behandelnden Untersuchung *Dark Paradise* (1982) gezeigt, daß die Zahl der Süchtigen in dieser Phase insgesamt abnahm. Trotzdem führte der Anstieg in einem problematischen Sozialsegment zu einem drastischen Imageverlust der Stoffe und ihrer Konsumenten. Courtwright weist darauf hin, daß die mit der Drogenverfolgung befaßten Instanzen auch mit irreführenden und gefälschten Statistiken operierten, um ihre Horrorvisionen plausibel zu machen. Drogenkonsum wurde nun auch aus ärztlicher Sicht neu gedeutet. Wenn früher überhaupt eine Diagnose gemacht wurde, so lautete sie auf »moralische Schwäche«. Nun wurde sie verstärkt in Kategorien einer »mentalen Pathologie« gefaßt. Spätestens in den 20er Jahren kam der durchschnittliche Doktor auf die Idee, bei Drogenkonsum handle es sich um ein psychopathisches Phänomen, die Betroffenen seien psychisch gespaltene, bewußtseinsgestörte, potentiell gefährliche Individuen, für die doch wohl eher Polizei und Justiz zuständig seien. Ein repressiver, diskriminierender »Hardline-approach« begann sich durchzusetzen. Als »kriminelle Süchtige« und »Geisteskranke« werden die Drogenkonsumenten seit damals ausgegrenzt. Internierung und Kriminalisierung ersetzten die bisherige Strategie einer diskreten Medikalisierung der Abhängigkeit.

Zurück zur internationalen Regulierung des Problems: 1912 war im Haag beschlossen worden, das Inkrafttreten der Konvention von der Zustimmung einer größeren Anzahl von Staaten zu diesem Grundlagentext abhängig zu machen und den Fortgang der Angelegenheit in weiteren Konferenzen zu verfolgen. 1913 und 1914 fanden zwei weitere internationale Opiumkonferenzen im Haag statt. Nach Abschluß der dritten Zusammenkunft im Dezember 1914 – die militärische Auseinandersetzung, die sich bis zum Ersten Weltkrieg ausdehnen sollte, hatte inzwischen begonnen – belief sich die Zahl der Staaten, die die Konvention unterzeichnet oder entsprechende verbindliche Erklärungen abgegeben hatten, auf 46. Das reichte aus, um das Abkommen endlich in Kraft zu setzen. Mit seiner Ratifikation, d. h. mit der Anpassung des innerstaatlichen Rechts an die völkerrechtlichen Normen, die mit dieser Sanktionierung durch die gesetzgebenden Körperschaften einzelner Länder überhaupt erst rechtsverbindlich und konkret anwendbar werden, haperte es jedoch beträchtlich: erst 11 Staaten waren so weit, während 4 weitere eine Erklärung, dies bald zu tun, abgegeben hatten. Nach Kriegsende besserte sich die Situation diesbezüglich. Das Haager Opium-Abkommen wurde nämlich zum Bestandteil der Pariser Friedensverträge von 1919/20 gemacht. Auf diese Weise fand in allen Signatarmächten eine »automatische Ratifikation« statt.

In der Folge wurden weitere Konferenzen zur Betäubungsmittel- oder – wie es nun häufiger hieß – zur Rauschgiftproblematik unter der Ägide des 1919 gegründeten Völkerbundes organisiert. Dem Völkerbund war (ebenfalls mit den genannten Pariser Friedensverträgen) die offizielle Zuständigkeit in dieser Materie übertragen worden (1945 wurde er dann von der UNO abgelöst). 1924/25 fand in Genf eine Doppelkonferenz statt.

Die Aufsplittung des Problems hing damit zusammen, daß sich das Gravitationszentrum der Drogenproblematik inzwischen in die Industrieländer verlagert hatte. Es ging hier insbesondere um die aufstrebende Alkaloidproduktion der pharmazeutischen Industrie und um die Auswirkungen des Ersten Weltkrieges. Im Verlauf dieses mehr als 4jährigen Krieges wurde die symbiotische Beziehung zwischen Krieg und Droge noch enger, als sie das seit dem Krimkrieg und dem amerikanischen Sezessionskrieg schon war. Dabei spielten die seit Beginn des 19. Jahrhunderts entdeckten und fabrikmäßig produzierten Alkaloide – Morphium, sein Derivat Diacetylmorphin (also »Heroin«) und Kokain – die Hauptrolle. Morphium ist bis heute eines der leistungsfähigsten, wenn nicht überhaupt das wirksamste Analgetikum; Kokain diente vielfach als Lokalanästhetikum, d. h. als Mittel zur lokalen Betäubung bei kleineren chirurgischen Eingriffen. Daß der Erste Weltkrieg den Bedarf an solchen Stoffen dermaßen stark steigern würde, war ursprünglich nicht vorgesehen; es sollte ja ein kurzer Krieg werden – ähnlich dem deutsch-französischen Krieg, der nach einigen rasanten Feldzügen nach wenigen Monaten mit einem klaren deutschen Sieg zu Ende ging. Die Hochrüstung durchkreuzte diesmal aber die Strategie der schnellen Entscheidung. Ab 1915 erstarrte die militärische Auseinandersetzung im Grabenkrieg. Es kam zu langanhaltenden, mörderischen »Materialschlachten«, die mittels Giftgas, Tanks und verschiedener weiterer richtungsweisender militärtechnischer Errungenschaften geführt wurden. Über 65 Millionen Soldaten standen im Einsatz in diesem Krieg; die Verlustbilanz lautete: etwa 10 Millionen Tote, über 20 Millionen Verletzte. Der Bedarf an Alkaloiden stieg unter solchen Umständen enorm an; die chemische Industrie, die eben erst den Einstieg in die Pharmaproduktion geschafft hatte, konnte europaweit mit Hochkonjunktur rechnen. Es ist nachzuvollziehen, daß die entsprechenden Unternehmen nach 1918, nach dem Wegfallen eines Teils der kriegsbedingten Nachfrage, neue Absatzmärkte suchten – und diese zum Teil in Kolonialgebieten – etwa in China, aber auch in Nordafrika – fanden.

Angesichts dieser Entwicklung lehnte es England ab, sich an eine internationale Konferenz zitieren zu lassen, in der erneut das alte koloniale Opiumproblem im Vordergrund gestanden hätte. England mobilisierte nun gegen die – wie sie A. Wissler (1931) bezeichnete – »mitteleuropäische Alkaloidindustrie«, d. h. vor allem gegen Deutschland und die Schweiz, aber auch andere Länder wie Frankreich, und wies mit guten Gründen darauf hin, daß mit der massenhaften Fabrikation von Alkaloiden ein neues Drogenproblem entstanden sei. So wurde denn beschlossen, zwei Konferenzen einzuberufen, von denen die eine mit der allmählichen Unterdrückung des Opiumgebrauchs im Fernen Osten und die andere mit der Beschränkung der Herstellung von Alkaloiden durch die Industrieländer befaßt war. Aus dieser letzteren Konferenz resultierte das Genfer Abkommen, das in der Folge von einer großen Anzahl von Ländern unterzeichnet und auch ratifiziert wurde. Dieses Abkommen bedeutete allerdings eine Lockerung der 1912 formulierten Zielsetzungen, den Konsum von Betäubungsmitteln über eine strikte internationale Reglementierung von Produktion und Handel zu erzielen. Von einer rigorosen Kontingentierungslösung wurde abgesehen; die Konferenzteilnehmer einigten sich auf ein ziemlich unverbindliches Zertifizierungssystem, das viele Umgehungsmöglichkeiten offenließ (Abb. 12).

In einem für den weiteren Gang der Drogendiskussion bedeutsamen Punkt verschärfte das Genfer Abkommen allerdings die Prohibition: Cannabis, das 1912

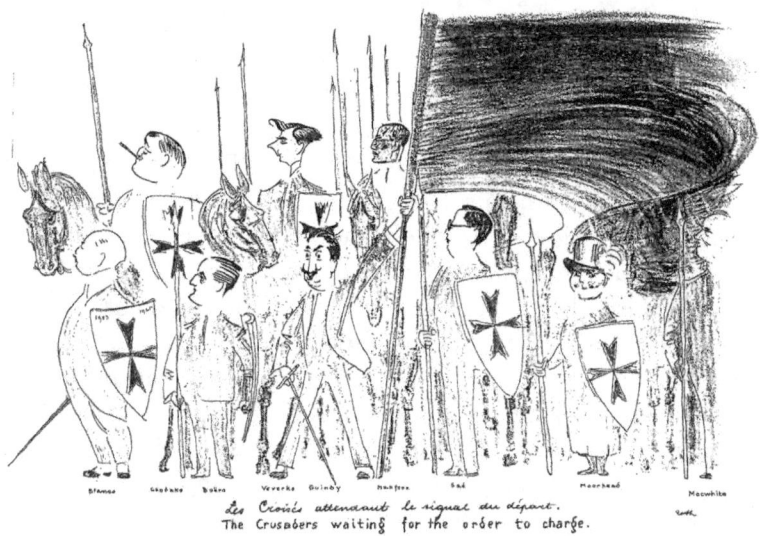

Abb. 12. Die Kreuzfahrer warten auf das Zeichen zum Aufbruch, Karikatur zum Genfer Opiumabkommen von J. Roth. (Solothurn 1925; Schweizerische Landesbibliothek Bern).

zwar schon angesprochen, jedoch noch nicht explizit erwähnt wurde, geriet nun auf die Liste der inkriminierten Stoffe. In der Folge wurde vor allem diese Droge ins Visier der Prohibitionisten genommen. Auch hier profilierten sich die USA in einer Pionierrolle. Dies hing mit einer Kampagne gegen die Chicanos (die spanischsprechende Bevölkerung des Südwestens der USA) zusammen. Es handelte sich um eine mit der gegen die chinesischen Arbeitsimmigranten gerichteten Kampagne vergleichbare Tendenz zur Stigmatisierung einer ethnischen Minderheit, die sich ohne Probleme auch auf die Schwarzen ausweiten ließ. Erneut diente die Droge dabei als Vehikel. Insbesondere in der Depression der 30er Jahre zog dieser Feldzug gegen Marihuana immer weitere Kreise; der Tonfall verschärfte sich, die Öffentlichkeit wurde über die Medien mit einer neuen, heimtückischen Bedrohung gigantischen Ausmaßes bekannt gemacht.

1930 nahm das Bureau of Narcotics seinen Betrieb auf und betrieb die Dramatisierung der Drogen fortan durchaus auch im bürokratischen Eigeninteresse. Nach der Aufhebung der Alkoholprohibition ergab sich mit dieser neuen Einrichtung eine gute Möglichkeit, einen Teil der Alkoholfahnder neuen Verwendungen zuzuführen und sie auf Cannabis anzusetzen. Harry J. Anslinger, Commissioner im Bureau of Narcotics, herausragender Exponent des Abwehrkampfes gegen Marihuana, bearbeitete in der Folge die Medien nach Strich und Faden. Ein Beispiel: In einer von 56 Zeitungen nachgedruckten Meldung, die auf Materialien von Anslinger basierte, wurde unter dem Titel »Morde durch die Mörderdroge überfluten die USA« verlautbart: »Schockierende Gewaltverbrechen nehmen zu. Metzeleien, grausame Verstümmelungen, Verunstaltungen, kaltblütig durchgeführt, als würde ein häßliches Monstrum in unserem Lande umgehen. (...) Diejenigen, die süchtig auf Marihuana sind, verlieren nach einem anfänglichen Gefühl von Lustigkeit bald jegliche Hemmung. Sie werden zu bestialischen Dämonen, voll irrer Lust zu töten«.

Die Kampagne war aus der Sicht des Bureau of Narcotics ein Erfolg, kam doch 1937 der Marihuana Tax Act zustande, der Cannabiskonsumenten in ein System bürokratischer Kontrolle integrierte und zudem Steuereinnahmen brachte. Anzufügen bliebe vielleicht noch, daß Anslinger auch der Erfinder der sogenannten Einstiegsdrogen-Theorie ist, nach der auf den Konsum von Cannabis zwangsläufig das Umsteigen auf noch stärkere Mittel, insbesondere Heroin, erfolgen soll. Im Sinne einer »Selffulfilling prophecy« ließ sich diese These in dem Maße bestätigen, in dem die Märkte für einzelne Stoffe durch ihre Illegalisierung auf Verbund geschaltet und damit durchlässiger werden konnten.

Weitere die Betäubungsmittel betreffende Abkommen wurden in den Jahren 1936, 1948 und 1953 abgeschlossen. Eine herausragende Bedeutung kommt der UNO Single Convention on Narcotic Drugs von 1961 zu. Dieses Vertragswerk ersetzt im wesentlichen die Internationale Opiumkonvention von 1912 und die darauf aufbauenden Zusatzabkommen und stellt den für die heutige Drogendiskussion relevanten Text dar; 1971 wurde dieses Einheitsabkommen durch eine psychotrope Substanzen betreffende Regelung ergänzt; 1972 wurde es angesichts einer wahrgenommenen »Drogenwelle« verschärft. In den vergangenen Jahren stand die Ratifizierung des Wiener Abkommens von 1988, das Handel und Finanzierung von Drogen verschärfen will, gleichzeitig aber auch den Spielraum für Reformen beschneidet, im Vordergrund der Diskussion.

Rausch und Revolte – zum Drogenexperiment der 68er

Turn on, tune in, drop out heißt das drogenkulturelle Motto, das der jugendlichen Protestbewegung der Hippies, die sich vor allem zwischen 1965 und 1968 entfaltete, zugrunde lag. Einer der wichtigsten Multiplikatoren dieser Losung, die er sich in einer Weise zu eigen machte, daß sich das Gerücht verbreitete, er habe sie geradezu erfunden, war Timothy Leary, Harvard-Professor für Psychologie, in den beginnenden 60er Jahren eine Kapazität auf dem Gebiet der Persönlichkeitsforschung. Für Leary waren Drogen – und insbesondere LSD – ein Faszinosum, mit dem er sein Lebensschicksal aufs innigste verbinden sollte. 1963 gingen seine LSD-Experimente, die er mit Studierenden machte, seinen Vorgesetzten zu weit – er verlor seinen Posten und war damit freigestellt für die Rolle, mit der er international berühmt werden sollte: seine Rolle nämlich als visionärer Guru, »Prophet der Befreiung« und »Alchimist des Geistes«, »Drogenapostel« und »LSD-Papst«. (So gründete Leary eine religiös angehauchte Gemeinschaft namens »Leage of Spiritual Discovery«, abgekürzt LSD, nach dem bereits erwähnten LSD, dem Lysergsäurediäthylamid.) Leary gehörte zur exklusiven LSD-Fan-Gemeinde, die sich in der Nachkriegszeit herausbildete und die in literarischen und akademischen Kreisen gut verankert war; er machte anfänglich durchaus systemkonforme Forschung, denn insbesondere militärische Kreise und die CIA interessierten sich brennend für die bewußtseinsverändernde und – wie sie meinten – wahrheitsproduzierende Wirkung von halluzinogenen und psychotropen Stoffen. Leary gehörte jedoch zu denen, die aus dieser Forschung ausstiegen und sich für andere Realitäten zu interessieren begannen. Er wurde dann wegen Besitzes von jeweils einigen Gramm Marihuana zu je zehn Jahren Gefängnis verurteilt (die er in Kalifornien und Texas hintereinander hätte absitzen müssen) – kein Wunder, daß er 1970 bei der erstbesten Gelegenheiten aus dem Gefängnis floh. Über Algerien gelangte er in die Schweiz, die sich dem amerikanischen Auslieferungsbegehren nicht zuletzt dank der Intervention einer »Aktion Asyl für Leary« widersetzte und ihm so eine Art politisches Asyl gewährte, an das er sich heute mit Dankbarkeit erinnert. Der Osten, der Orient war auch für ihn eine nicht versiegende Quelle der Inspiration. Nach einer Reise durch Indien wurde er in Afghanistan festgenommen, in die USA ausgeliefert und 1973 wiederum ins Gefängnis gesteckt. Inzwischen war er aber sehr berühmt geworden, und so wurde er 1976 vom neugewählten Gouverneur Kaliforniens begnadigt.

Learys Karriere war, wenn auch nicht gerade durchschnittlich, so doch in verschiedener Hinsicht exemplarisch. Er war ein Exponent der 68er Bewegung – und zwar nicht ihres theoretisch-politischen Flügels, sondern ihrer kulturrevolutionär-gegenkulturellen Strömungen, die von beträchtlicher Langzeitwirkung waren für die Entwicklung der kapitalistischen Industriegesellschaften, die ja zugleich auch hedonistische Massenkonsum- und Freizeitgesellschaften sind (auch wenn sich heute immer weniger Leute dieser Privilegien erfreuen können). Turn on, tune in, drop out: das war das Motto einer breiten Szene von »Aussteigern« verschiedenster Couleur; der Spruch gibt sozusagen die Sequenz von Verhaltensweisen wieder, mit denen ein »gutes Aussteigen« aus der Gesellschaft möglich werden sollte:

- »turn on« hieß nicht nur Konsum von Drogen und entsprechendes Aufdrehen der Stimmung, sondern bedeutete zugleich eine neue, eine sinnliche Wahrnehmung der Welt durch das subtile Medium der Erfahrungsdrogen;
- »tune in«, der nächste Schritt, hieß dann interaktives Sich-Einstimmen auf Werte und Deutungsmuster, die aus dem drogeninduzierten Weltbezug hervorgingen; angestrebt wurde der Aufbau eines gemeinsamen subkulturellen Lebensgefühls;
- »drop out« meinte schließlich, noch durchwegs positiv, das Sich-Absetzen von der Gesellschaft, der Abschied von ihren rigiden Institutionen, ihren sozialen Zwängen.

Für die Gesellschaft war das eine harte Herausforderung. Hippies, Beatniks, Gammler, Freaks und Junkies bevölkerten eine Subkultur, die sich im Underground, auf Happenings, auf psychedelischen Festivals mit neuer Musik, neuen Ausdrucksformen, neuen Einstellungen effektvoll und medienwirksam in Szene setzte. Was in den Jahren um 1968 passierte, war die Folge einer neuen Wahrnehmung und Deutung der Wachstumsgesellschaft. Die Krisen- und Kriegsgeneration der 40er und 50er Jahre hatte noch ein ganz ungebrochenes Verhältnis zu Konsum und Freizeit. Auch wenn die Fortschritte anfänglich klein waren und sich die Kaufkraftsteigerung in Grenzen hielt, handelte es sich bei den neuerschwinglichen Konsumgütern – von Waschmaschine, Kühlschrank, Motorrad bis hin zum Auto – doch um Errungenschaften, die im Lichte der vergangenen Erfahrungen, der erlittenen Entbehrungen und Unsicherheiten in einem positiven Licht erstrahlten. Auf die junge Generation vermochte der ganze Konsumzauber hingegen kaum mehr eine solch vereinnahmende Wirkung zu entfalten. Hinter der glitzernden Oberfläche der Dinge öffnete sich für viele ein Abgrund gähnender Langeweile. Was aus seinem eigenen Leben machen in einer solchen Gesellschaft? Die protestierende Jugend der 68er Bewegung ging zuerst einmal auf Distanz zur herrschenden Kultur. Sie sah hier – polemisierend – rasende, moralintriefende Kleinbürger am Werk, verklemmte Spiessbürger und Workaholics, die mit ihrer Arbeits- und Konsumwut die Wachstumsraten der Volkswirtschaft auf immer neue Redkordhöhen trieben. Die ganze Gesellschaft war aus dieser Sicht drogenabhängig und wurde nach dem Suchtmodell beschrieben. Diese süchtige Gesellschaft war zugleich eine betäubte Gesellschaft. Der Sinn für das, worauf es im Leben ankam, schien sich in kleinkarrierten Aufstiegsaspirationen verflüchtigt zu haben. Das Establishment deckte seine Probleme mit stumpfmachenden Resistenzfestigern und Sorgenbrechern, mit Wohlstandschampagner und Psychotabletten zu. Eine solche Gesellschaft schien schlicht nicht mehr attraktiv zu sein. Der damalige Aufbruch bedeutete deshalb – über Kontestation, Nonkonformismus und politischen Protest hinaus – den Versuch, die Sensibilität für die in der Massenkonsumgesellschaft verlorengegangenen Werte zurückzugewinnen: es ging um das Individuelle, das Einzigartige, das Andere, das Nichtkäufliche, das Imaginäre. »L'imigination au pouvoir, die Phantasie an die Macht«: so lautete sinnigerweise ein Leitspruch der 68er. Die Erschließung neuer Erfahrungswelten durch eine Kulturrevolution stand auf dem Programm. »Make love – not war«: diese Parole war auch gegen den Vietnamkrieg der USA gerichtet. 500 000 amerikanische Soldaten waren ab 1965 ein ganzes Jahrzehnt in einen Krieg auch gegen die vietnamesische Zivilbevölkerung verwickelt – dieser Krieg war für die 68er der Inbegriff der herrschenden Doppelmoral einer nur oberflächlich toleranten und pseudopluralistischen Gesellschaft.

Die Generation, die das Establishment verkörperte, durchlebte die 50er Jahre als eine Phase ungebrochenen Wirtschaftswachstums und individualisierten Forschrittsglaubens. Diese Wirtschaftswunderära stand im Zeichen der Normalisierung, der Normalität; steigende Konsumkaufkraft paarte sich mit dem Rückzug ins Familiäre, nicht auffallen war eine Tugend. Der Kalte Krieg diente ganz allgemein der inneren Stabilisierung, gefragt waren Konsens, Kompromiß, Konkordanz, verbunden mit Konsum und Karriere – man könnte noch »Kosmetik« anführen, nicht nur im Sinne einer aufstrebenden Branche, sondern allgemeiner »Den-schönen-Schein-wahren«. Unter diesen Bedingungen hatten Drogen ein »low profile«, sie waren nichts Herausragendes, sie wurden – wie die Opiate – von den (nach dem Krieg ziemlich zahlreichen) Abhängigen versteckt konsumiert, sozial ausgeblendet und kulturell dämonisiert oder dann – wie beim Alkohol und den Zigaretten – in den neuen Lebensstil der sich formierenden Massenkonsum- und Freizeitgesellschaft integriert. Subkulturelle Strömungen, die in den Nischen dieser Gesellschaft überlebten, bildeten ein öffentliches Ärgernis und eine Quelle nichtabbrechender Kassandrarufe über den moralischen Zerfall der Jugend.

Demgegenüber die Hippies: Sie verwandelten diese Vorwürfe in ein Protestritual, in eine bewußt provozierende Inszenierung des eigenen Andersseins. Es handelte sich hier, um es widersprüchlich auszudrücken, um den gegenkulturellen Mainstream der 60er Jahre; die Hippies begriffen sich als »Love generation«. Sie legten Wert auf Blumen und mobilisierten Flower-power. Drogen waren ein zentrales Medium dieser Gegenkultur, sie waren generell wichtig für ein neues Lebensgefühl, eine andere Einstellung zur Welt. Vorgänger der Hippies waren die Beatniks der 50er Jahre. Jack Kerouac prägte damals den Begriff des »Beat« und verstand ihn grundlegend ambivalent: *beat* ist ebenso mit *deadbeat*, mit todmüde, völlig ausgebrannt assoziiert wie mit *beatific beatitude*, mit seligmachender Glückseligkeit. Beat war und ist ein Rhythmus, ein musikalischer Rhythmus, eine neue Temporalstruktur des Lebens, eine Revolution der Zeitökonomie. Beat war damals eine narzistische, von vielen auch als nihilistisch empfundene Kultur der Andersartigkeit – ohne Programm, ohne Ziel. Materielle Bedürfnislosigkeit bedeutete für Beatniks und Hippies gleichermaßen Freiheit, ein in der Konsumgesellschaft nonkonformistisches Lebensgefühl, das Janis Joplin (1943 – 1970) in »Me and Bobby Mc Gee« auf den Schlüsselsatz brachte: »Freedom is just another word for nothing left to lose«. Was es gab, war ein »Easy-rider-Feeling«: eines der Kultbücher der Epoche, geschrieben von Jack Kerouac, trug denn auch den programmatisch schlichten Titel *On the Road*. Alles in allem legten sich die Hippies auf ein normatives Kontrastprogramm zur »herrschenden Gesellschaft« fest – und sie wirkten entsprechend abschreckend auf alle Apologeten der Effizienz und auf die Wächter über Bürgermoral, Ruhe und Ordnung. Daß die Provokation so gut klappte, daß die herrschenden Autoritäten sich so leicht verunsichern ließen und ihre andere, ihre weniger liberale und tolerante, ihre repressive und rigide Seite zeigten, verweist darauf, daß die These von der erdrückenden Konformität der Wachstumsgesellschaft durchaus Sinn machte. Wie schon in der zweiten Hälfte des 19. Jahrhunderts setzte eine kulturelle Eskalationsdynamik ein, mit dem Resultat, daß die einen ihre Wirkung und die anderen das Ausmaß der Bedrohung überschätzten – und gerade solche Überschätzungen führen ja zu Überreaktionen, zu einer Verhärtung der Konfliktfronten – alles Phänomene, die 1968 gang und gäbe waren.

Die Flower-power-Avantgarde, die sich in Literatur, Malerei und Film hervortat, knüpfte – mit vielen Brechungen – an den Surrealismus der 20er Jahre an. Gottfried Benn bezeichnete damals die »Wirklichkeit« als »abendländische Schicksalsneurose«; Künstler wie Jean Cocteau, Ernst Jünger, Jack Kerouac, William S. Burroughs, Aldous Huxley (um die wichtigsten zu nennen) unternahmen unentwegt Versuche, von dieser »Neurose« geheilt zu werden. Der Schlüssel zum Eintritt in andere, phantastische Wirklichkeiten wurde in den sogenannten Erfahrungsdrogen gesehen, also primär in LSD, Meskalin und Cannabis. Aus diesen Tendenzen bildete sich der »Underground«, ein Sammelbegriff für alle künstlerischen Protestbewegungen, die sich gegen das Kunst-Establishment richteten. (Seit den 50er Jahren existiert in den USA der Begriff »Undergroundfilm«; in den 60er Jahren wird von Undergroundliteratur und dann von Undergroundmusik gesprochen.) Die Gegenkultur der ausgehenden 60er Jahre erschöpfte sich nicht in dem, was von ihr übrigblieb – und sie ging auch nicht in den Theorien der »Großen Weigerung« auf. Zwar ging auch die »Neue Linke«, ein ganzes Spektrum von Linksparteien, aus der 68er Bewegung hervor. Das innovativste Moment waren aber die subkulturellen Bewegungen.

Es ist evident, daß die gesellschaftliche Funktion des Drogenkonsums in den ausgehenden 60er Jahren umgepolt wurde. Nun waren Drogen nicht mehr wie bisher verwoben mit dem Willen zum normalen, unauffälligen, bequemen Leben. Nun wurden sie zum Vehikel für die Demonstration von Gegenkultur. In diesem Kontext erhielten sie zwei neue Hauptfunktionen:

Die eine war die kontestative. Drogenkonsum, verstanden als Kampfansage an die Gesellschaft, war ostentativ; es ging um die Herstellung eines öffentlichen Ärgernisses, um die weithin sichtbare Zelebrierung eines alternativen Rituals. Drogenerfahrung wurde visualisiert, zur Schau gestellt: Pop-art und Flower-power waren auch die Verbildlichung, die graphische Umsetzung von neuen Formen- und Farbenerfahrungen unter dem Einfluß von bewußtseinserweiternden Drogen – diese künstlerischen Manifestationen verfolgten auch den Zweck, die Einfaltslosigkeit der dominanten Kultur nachzuweisen.

Die andere Funktion war eine sozialintegrative: Drogenkonsum war weitgehend gruppengebunden. Das Ritual der Droge war für viele *das* zentrale Mittel den subkulturellen Zusammenhalt zu erfahren und zu stärken. Der Joint hieß eben nicht umsonst »joint«. Die »Friedenspfeife der Indianer« war deswegen so populär, weil es hier um eine Identifikation über ein Symbol des Friedens ging. Die Mobilisierungswirkung der Antivietnamkriegsbewegung hatte in dieser friedlichen gegenkulturellen Gruppenintegration eine starke Triebkraft. Das Establishment führt Krieg – die 68er leben für den Frieden!

Die Gesellschaft reagierte auf einen solch provokanten Umgang mit Drogen zunehmend repressiv. In allen europäischen Ländern und in den USA gibt es seit den 70er Jahren die Tendenz zu einer verstärkten Kriminalisierung von Drogenkonsumenten. Bei den Stoffen ist ein Vorrücken von Heroin zu beobachten, das seit Mitte der 70er Jahre als hegemoniale Droge bezeichnet werden kann. Wenn auch der Kausalbeweis schwierig zu erbringen ist, existiert doch eine signifikante Korrelation zwischen der starken Marktexpansion der sogenannten harten Drogen (Heroin, aber auch Kokain) und der Verschärfung der »Hard-line-Politik«. Je mehr der Drogengebrauch an den Rand gedrängt und kriminalisiert werden konnte, desto stärker machte sich die Verschiebung der Konsumstruktur von halluzinogenen, experimentellen Stoffen zu jenen Substanzen, die sich besser als psychisch kompensatorische Fluchtmittel eignen, bemerkbar.

Aus der Sicht der Betroffenen war der herrschende repressive Drogendiskurs nur ein Teil jener Realität, die es eben gerade zu bekämpfen galt. Doch brach ihre Bewegung im Verlauf der 70er Jahre zunehmend auseinander. 1971 hatte der damalige US-Präsident Richard Nixon die Drogen zu Amerikas Feind Nr. 1 erklärt und den War on drugs als symbolischen Kreuzzug gegen das, wofür die revoltierende Generation stand, eröffnet. Die Hippiekultur wurde kommerzialisiert, die Gammler verkamen zur folkloristischen Weltstadtdekoration. Als Flower-power den Weg in die Boutiquen geschafft hatte, erlahmte der Impetus der Gegenkultur. Schon vor dem Beginn der 80er Jahre bildeten sich in verschiedenen Industrieländern drei unterschiedliche, bis zu einem gewissen Grad sich überschneidende Konsumgruppen heraus:

> Subkulturelle Traditionen halten sich, in steter Wechselwirkung mit Kommerzialisierungstendenzen, bis in die Gegenwart. Vor allem die sogenannten weichen Drogen stellen hier unverzichtbare Genußmittel dar. Dieser Drogengebrauch ist Teil

eines partiell devianten, protesthaltigen, nonkonformistischen Lebensstils geblieben, der sich hin und wieder aufmüpfig zeigt. Der Stoff wird hier über ein personelles Beschaffungsnetz organisiert, Eigenanbau und Import ergänzen sich, die Kosten halten sich in einem verkraftbaren Rahmen, die latente Kriminalisierung schlägt in den meisten Fällen nicht in eine manifeste um. Sichtbar – und meist unbehelligt gelassen – wird dieser Konsum bei Konzerten, Festivals und Festen, überall dort also, wo Jugendkultur kommerziell inszeniert oder autonom artikuliert wird.

Dann gibt es einen sozial integrierten, verhaltensunauffälligen, »unsichtbaren« Konsum, insbesondere bei karrierestrebsamen Leuten, die den harten Anforderungen der Arbeitswelt nur mit Drogen gewachsen sind, wobei Alkohol und Medikamente längst nicht die einzigen dieser Mittel sind. Diese »recreational users«, zu denen seit den 80er Jahren auch zahlreiche sogenannte Yuppies (»young urban professionals«) und Dinkies (double income – no kids) zu zählen sind, gebrauchen Drogen zur psychischen Regeneration und zur physischen Streßresistenz – sie konsumieren außerhalb des Gesichtskreises der repressiven Instanzen und werden von Polizei und Gerichten weniger angetastet. Vor mehr als 10 Jahren schon haben Untersuchungen für die USA gezeigt, daß kontrollierter Konsum von Heroin keineswegs zwangsläufig zu einer Form von Abhängigkeit führen muß, die auf der Drogenszene endet. Die gelegentlichen Heroinkonsumierenden machten, wie in einem Aufsatz von Wayne M. Harding (1982) nachzulesen ist, 40 und mehr Prozent der Heroinverbraucher in den USA aus. Auch für die Schweiz gibt es glaubwürdige

Schätzungen, die davon ausgehen, daß vier Fünftel aller illegalen Drogen durch Leute konsumiert werden, die sozial gut integriert sind und keineswegs Gefahr laufen, in die Szene der Marginalisierten abgedrängt zu werden.

Die Drogenszene ist zweifellos die spektakulärste und medienwirksamste. Über diese Szene verständigt sich die Gesellschaft über ihr »Drogenproblem«, hier fallen die sozialen Kosten der Prohibition mit ungebremster Wucht an, hier wird ein Opferritual inszeniert – es tritt die bereits geschilderte Wechselwirkung von Ordnungsstiftung und Herrschaftssicherung nach innen und gesellschaftlicher Produktion von Outcasts ein. In diesem Bereich ist die Gesellschaft mit ihrer »Problemlösungskapazität« auf Grenzen gestoßen. – Diese Feststellung verweist zugleich auf die nächsten beiden Kapitel des Buches.

Erfahrungsberichte von Betroffenen

Vorbemerkung

Die sechs folgenden Statements zum Thema Drogen sollen für sich stehen und nicht kommentiert werden. Bewußt haben wir auf orthographische und stilistische Korrekturen weitgehend verzichtet, damit die Aufsätze ihren authentischen Wert behalten.

Ein Beitrag stammt aus der Feder eines ehemals Suchtkranken, die fünf weiteren wurden von Süchtigen geschrieben, die z. Z. im Methadonprogramm stehen (das von Betroffenen gelegentlich verwendete Kurzwort Methi bzw. Meti steht für Methadon). Sie alle wurden gebeten, auch zum Thema Drogenliberalisierung Stellung zu nehmen.

Selbstverständlich hatten die Autoren Anspruch auf größtmögliche Anonymität, ihre Vornamen sind frei erfunden.

Anna, 29 Jahre

Am 29.12.63 wurde ich in die Welt gesetzt. Außer mir gab es noch 5 weitere Kinder, was meine Mutter nicht daran hinderte, an Krebs zu sterben, als ich 6 Jahre alt war.

Mein Vater hatte »alle Hände voll zu tun« – im wahrsten Sinne des Wortes – denn seit damals habe ich »sie« keine Zärtlichkeit mehr ausführen sehen, geschweige denn gespürt. Er benutzte sie ausschließlich zum arbeiten, arbeiten, arbeiten.

Als ich 10 war, meinte mein lieber großer Bruder, diese versäumte »Pflicht« übernehmen zu müssen. Er verwechselte Zärtlichkeit mit Sex, und von nun an erprobte er all seine sexuellen Perversionen an mir.

Mit knapp 18 begann das »Leben« für mich – so meinte ich – ich rauchte Hasch, trieb mich herum und lebte in den Tag hinein. Ein Jahr später entdeckte ich die kombinierte Wirkung von Hasch und Tabletten, die ich ab sofort in »Hardmengen-Dosierungen« zu mir nahm. Trotz allem – irgend etwas fehlte, etwas ganz bestimmtes wollte nicht zur Ruhe kommen.

Nach einem halben Jahr Speed pur und kurz vor dem Abdrehen fand ich es endlich, die Ruhe und Zufriedenheit, nach der ich mich so sehnte. Mit 19 traf ich sie – beide, die Liebe zum Heroin und die Liebe zu einem Freund. Beides veränderte mein Leben – ich trieb mich nicht mehr herum, dafür drückte ich jetzt in meiner eigenen Wohnung, kochend am Herd stehend. 4 Jahre ging das so. Dann. Dann zerrte man mich auf Therapie...

Nach einer Woche Aufenthalt fand ich, daß es mir in Frankreich auf der Szene bestimmt besser gehen würde. Vier Monate lebte ich ab, in einer Form wie ich es noch nicht gekannt hatte ... und es war in mir der Begriff, daß ich jetzt entweder sterbe oder aber zurückkehre.

Ich ging zurück, und nach 22 Monaten Therapie am Stück war ich die Überzeugung selbst. Nach knapp 3 Jahren Freiheit kam ich wieder drauf und bin jetzt im Methadonprogramm. Ich bin froh, daß ich als nicht-Positiver und als nicht »halb-Toter« (wie es in der BRD ist) in der Schweiz diese Möglichkeit bekommen habe. Seit einem halben Jahr spüre ich, daß es Zeit ist, mich runter zu dosieren. Ich will wieder irgendwie *ganz* nüchtern sein. Alles spüren, leben, hören, sehen ohne das Gefühl, es vielleicht nur deshalb als schön und angenehm zu empfinden, weil ich »was drin hab«.

Ein bißchen Angst keimt – aber ich denke, die hätte ich auch, wenn ich nach 3 Jahren aufhören würde, vielleicht sogar noch mehr. Wer weiß!?!

Ich glaube, ich habe das Thema verfehlt, eigentlich sollte ich über die Legalisierung schreiben. Allzuviel gibt es dazu nicht zu sagen – zumindest für mich nicht. Ich halte nichts von ihr, gar nichts. *Sucht* ist sehr individuell – das Wieso und Warum. Aber ich glaube, was viele gemeinsam haben, die aufhören, ist diese wahnsinnige Angst vor dem erlebten Elend, diese Angst alles nochmal hergeben zu müssen, deine Seele zu verkaufen, deine Ehre zu treten, dein Gewissen zu ersticken und deinen Stolz qualvoll ertrinken zu sehen. Doch dies alles macht nicht jemand anderer – das alles machst du selbst, du selbst spuckst in dein Herz, du selbst bist der, den du am meisten jagst (?). Die Perversion in diesem Spiel ist unbeschreiblich – selbst für mich.

Oft – sehr oft ist es nur diese Angst – die mich manchmal davon abhält, mir das »Glück« erneut zu drücken. Ohne dieses Elend hätte ich so vieles andere auch nicht begriffen.

Begriffen, daß ich kämpfen muß – mein Leben lang, um nur annähernd diese Ruhe und Zufriedenheit in mir zu spüren, was das Heroin mir in Sekundenschnelle schenkte. Begriffen, daß eine kranke Seele in mir haust, die gesehen werden will. Die behutsam in den Arm genommen werden will und nicht wie all die Jahre zuvor im Dunkeln ungehört vor sich hinschreien mußte. Ich weiß nicht, wie alles verlaufen wäre, könnte ich so viel haben, wie ich wollte.

Doch eigentlich weiß ich es!.....

Ich würde – denke ich – immer noch drücken – unwissend, mich nicht beachtend – zerstören. Das gute und übermäßige H., das ich haben könnte, würde mich blind machen. Es gäbe keinen Grund »hinauszuschauen«. Warum auch ???....

Beate, 22 Jahre

Ich bin 1971 in Menzikon, AG, geboren. Mit 2 Jahren sind wir dann nach Rheinau umgezogen. Dort ging ich 2 Jahre in den Kindergarten und danach 6 Jahre in die Primarschule. 3 Jahre Realschule besuchte ich in Marthalen. In Diessenhofen ging ich in die Lehre als Herrencoiffeuse. Zu dieser Zeit fing ich auch mit Haschischrauchen an. Das hatte dann zur Folge, daß ich die Lehrabschlußrüfung nicht bestand. Die Experten wußten von mir und einer Kollegin, daß wir rauchten. So ließen sie genau uns durchfliegen. Nun hätte ich nach 6 Monaten nochmals an die Prüfung müssen. Aber ich ging nicht mehr und kündigte. Danach arbeitete ich in einem Fotolabor, danach als Serviertochter.

Direkt nach der Stifti lernte ich meinen jetzigen Freund kennen. Er kam eben aus einer 2jährigen Therapie zurück. Er hatte schon etwa seit 10 Jahren mit Drogen zu tun. Mich reizten die Drogen bereits schon mit 15, da ich dazumal schon einen Freund hatte, der in der Klinik Rheinau einen Entzug machte. Mit meinem jetzigen Freund stürzte ich dann auch ab, er natürlich auch wieder. Am Anfang konnte man noch von Personen und den Eltern etwas Geld pumpen. Aber mit der Zeit wußten sie auch, für was wir es brauchten, obwohl ich es vor ihnen sehr lange geheim halten konnte. Mein Freund war auch schon etwa 2–3 Jahre HIV-positiv, als ich ihn kennenlernte. Wir haben nicht sehr aufgepaßt, ich wollte das auch nicht.

Als wir nach 2 Jahren Absturz uns in der Klinik Breitenau meldeten für das Methadonprogramm, war ich noch zu jung und hatte noch keinen Entzug hinter mir. Er bekam das Methi und ich mußte für 2 Wochen einen Entzug in der Breiti machen. Danach stürzte ich sofort wieder ab, nun bekam ich das Methi auch. Wir hatten trotzdem sehr Mühe, um sauber zu bleiben.

Das Methadon haben wir nun schon 2 Jahre, es hilft einem sehr viel. Der Streß, um an Geld und danach an Gift zu kommen, ist jetzt halt nicht mehr. Man kann wieder einigermaßen ein normales Leben führen. Das Methadon ist auch nicht die beste Lösung, es ist ein Ersatz, süchtig ist man trotzdem.

Also wird auch eine Drogenabgabe nicht die Lösung sein. Heroin hat den Nachteil, daß man die Menge immer steigern muß. Für extreme Fixer ist sie aber sicher besser als auf der Straße. Die Kriminalität, das Verkaufen des Körpers, all das und noch mehr fällt weg. Man kann sich eventuell wieder eine Wohnung suchen und Arbeit, auch sonst kann man sich wieder etwas leisten. Durch den Staat wird das Heroin sehr billig. Trotzdem glaube ich nicht, daß der Schwarzmarkt verschwindet! Es ist ja der Lohn für die Leute von dem Land, wo das Heroin herkommt. Sie werden also das Heroin und halt vermehrt Kokain noch billiger auf den Straßenmarkt bringen. Neueinsteiger wird es immer geben, eventuell einfach noch etwas jünger. Die älteren Fixer haben es dann ja schon vom Staat, also kann man es an die nur selten verkaufen, dann wenn es ihnen nicht mehr reicht.

Eine Drogenabgabe ist sicher wirkungsvoller als so, wie es jetzt ist. Man sollte es versuchen, so wie man auch alles andere versuchen sollte, damit jeder Fixer eine Chance hat.

Für mich ist es besser, wenn ich beim Methadon bleibe. Ich glaube nicht, daß ich vom Gift wegkommen würde, wenn ich jeden Tag mir einen Schuß machen muß. Das Methadon trinkt man, dadurch kann sich die Sucht nach der Nadel etwas legen. Aber zum Methadon hin, ist eine Veränderung sehr wichtig!

Christine, 22 Jahre

Zuerst kurz zu meiner Person. Meinen Namen möchte ich nicht bekanntgeben und hoffe auf Ihr Verständnis. Ich wurde 1970 geboren und erlebte eine eigendlich ganz »normale« Kindheit und Jugendzeit. Mit 16 Jahren durchlebte ich die Trotzphase, fing heimlich an zu rauchen und wußte genau, daß es einen Riesenkrach gibt, falls meine Eltern das herausfinden würden. So gewöhnte ich mich daran, alles hinter dem Rücken meiner Eltern zu machen.

Mit 17 Jahren zog ich mit einer Sporttasche voll Kleidern zu meinem ersten Freund. Nach ein paar Tagen stand mein ganzer Besitz in Plastiktüten vor der Wohnungstüre meines damaligen Freundes. Ich registrierte dies natürlich beleidigt als Rausschmiß aus der Familie.

In dieser Zeit machte ich die ersten Schritte in die Heroinszene. Nach einem ersten, ambulanten Entzug in der Psychiatrischen Klinik Breitenau, und einem ca. dreiwöchigen Aufenthalt bei einer Pflegefamilie packte ich erneut meine Sachen und zog wieder zu meinem damaligen Freund. Auch er hatte in der Zwischenzeit den Entzug gemacht.

1990 beendete ich meine 4jährige Lehre mit Erfolg, trennte mich von meinem Exfreund und zog in eine eigene Wohnung.

1991 landete ich zum zweiten Mal in der Drogenszene. Wieso? Ich weiß es heute noch nicht!

Es gibt wohl kaum etwas hoffnungs- und sinnloseres als die Heroinsucht. Die Gründe, die einen meist jungen Menschen dazu treiben, zu dieser Droge zu greifen, sind so verschieden wie die Menschen selbst. Doch das Schema, wie die Sucht verläuft, ist ein und dasselbe. Angehörige und Freunde eines Drogenabhängigen sind die eigentlichen Leidtragenden, da ein Süchtiger nicht mehr realisiert, wo er steht. Dieser Selbstbetrug birgt eine Welle der Hilflosigkeit, Wut und Resignation seitens der Angehörigen und der Betreuer.

Die ewigen Lügen und Rückschläge zermürben auch eingefleischte Idealisten.

Ich denke, daß Aufgeben, Nicht-mehr-Weiterwissen ein entscheidender Grund der Befürworter dieses gefährlichen Experimentes ist.

Doch die Heroinfreigabe ist sicher keine Lösung!!

Seit Februar 1992 sind mein heutiger Partner und ich, ohne Zwischenfälle, im Methadonprogramm der Psychiatrischen Klinik Breitenau in Schaffhausen. Und auch wenn die Mehrheit der Bevölkerung meint, Methadon sei ja nur eine Ersatzdroge, möchte ich an dieser Stelle etwas festhalten. Das Methadon hat *KEINE* Rauschwirkung, sondern hilft einem Abhängigen, der gewillt ist, sein Leben wieder in den Griff zu bekommen, die Sucht zu besiegen. Das Absetzen des Methadons erfolgt unter Aufsicht und in kleinen Schritten. Doch auch während des Programmes sind die konsequenten Methadonklienten voll arbeitsfähig. Deshalb ist es doch sicher sinnvoller, das Geld, das bei einer Heroinfreigabe benötigt würde, dem Ausbau des Methadonprogrammes und dem nötigen Personal zukommen zu lassen.

Ist es nicht besser, einem Menschen mit einem gut organisierten Programm aus einer sonst hoffnungslosen Situation zu helfen, als daß man ihm die Möglichkeit gibt, sich so bequem wie nur möglich umzubringen?

Dieter, 40 Jahre

Ich meine ich sollte zuerst erklären, wieso ich als Nichtwissenschaftler mich zu diesem Thema äußere. Ganz einfach, ich bin, war, und werde immer selbst betroffen sein.

So um die dreißig habe ich sehr exzessiv zwei harte Drogen gespritzt, nämlich Heroin und Kokain. Dazu der übliche Anfang von einem Jahr nur ab und zu am Wochenende, am Anfang nur Heroin, in der absoluten halbjährigen Suchtphase 3 Monate beides zusammen. Was zu einem psychischen und physischen Verfall führte.

Kurz vor dem Tod, eines Morgens entschloß ich mich zu einem ärztlich kontrollierten Trockenentzug. Mit trocken meine ich wirklich ohne jegliche Ersatz- oder Schlafmedikamente. Diese machte ich im Burghölzli und habe ihn sehr gut überstanden.

Bis auf eine kurze dreiwöchige Krise, letztes Jahr nach rund 9 Jahren Trockenzeit kam ich nur noch über Bekannte, die dieses Problem immer noch haben und vor allem viele Neuzugekommene in meinem Alter damit in Kontakt. Nun, wie Sie ja alle selbst wissen, ist es fast immer die gleiche Geschichte, und ich muß nichts mehr hinzufügen.

Was ist das Grundproblem? Einerseits ein Mißbrauch, gesetzlich verboten, an Ballungszentren verbunden mit einer hohen Kriminalität, die bis in die innerste Familienstruktur greift. Dazu die andere Seite, die Betroffenen, die diese Grenze nicht überschritten haben, nämlich vielleicht die Lösungen dafür suchen müssen. Ihr/Unser Hauptproblem ist, glaube ich, Subjektivität. Subjektives Beurteilen, subjektives emotionelles Handeln, das ihnen/uns im Weg steht. Denn eigentlich müßten wir ja für dieses Problem mindestens den gleichen Prozentsatz von Objektivität haben, um reif und gerecht zu sein. Nun wie es aussieht, sind wir Menschen halt nicht unbedingt in diese Richtung gebaut.

Ich hoffe, Sie stören sich nicht an meinen Vereinfachungen. Ich möchte ihnen noch meinen dreiwöchigen Absturz in diesen Jahren kurz schildern. Eigentlich möchte ich ihnen nur den Drogenbeschaffungsweg aus meiner Sicht schildern. Platzmäßig natürlich in Zürich, weil es da am billigsten und effizientesten ist, das ganze einigermaßen unbeschadet zu (übertrieben gesagt) überleben. Eine gute halbe Stunde Zugfahrt von Schaffhausen, umsteigen in Nr. 4 oder 13, Helvetiaplatz aussteigen, an die Sihl und langsam zurücklaufen. Wie sie bemerken, hat die Repression, die wir ausüben (Ausgrenzung), schon lange angefangen. Diese Repression nennen wir so schön Prohibition. Nur ist es ja so, daß wir alle am Beispiel Amerika sehen, daß z. B. Alkohol-Prohibition nicht sehr sinnvoll ist. Meines Wissens hat sie noch nie zu einem irgendwie befriedigenden Ergebnis geführt, und zwar für alle Beteiligten natürlich. Nun, wieso prohibieren wir immer noch? Da kann man z. B. sagen: Geldverfilzung: es ist ja nun wirklich nicht normal, daß pro Tag ich weiß nicht wieviele Mengen Drogen von überallher in die Schweiz und in all die anderen Ballungszentren in dieser Welt kommen.

Ich persönlich merke an, daß ich ja vom Alter und meiner Jugendkultur (Ideale) her ein typischer 68er bin. Ich/wir damals glaubten noch an etwas, was alle betraf (zumindest ein großer Teil), nämlich Rockmusik, Frieden, freie Liebe, kein Krieg! Sind Sie damit einverstanden?

Irgendwie hat sich das alles verändert. Krieg gibt es mehr als früher, und für mich, der ihn zum Glück nur aus Büchern (Geschichte) und der Zukunft kennt (Medien, Fernsehen, es wird heute inzeniert, siehe Kuwait, und brutal archaisch Jugoslawien vor meiner/unserer Tür). Freie Liebe ist zu einem Kleenextaschentuch geworden, man schneuzt einmal hinein und wirft es dann weg. Extrem auf meine Art gesagt, Onanie zu zweit. Und die Musik, Kunst ist zu einem allgemeinen Konsumartikel geworden. Gegen das wäre ja nichts einzuwenden. Leider ist das Ganze eingebettet in produzieren und immer wieder produzieren, Geld verdienen und immer mehr anhäufen bei den meisten Leuten mit einer Art Arbeit, wo man wirklich nur noch verdient, ohne jegliche Identifikation und demzufolge ohne Befriedigung. Irgendwie kann ja das Ganze nur in einen Engpaß führen.

Nun einer dieser Engpässe ist Drogenkonsum in irgendwelcher Form. Es gibt ja noch mehr illegale Drogen, die genauso zerstören wie Heroin und Kokain – aber gleichzeitig unendlich multiplizierte legale Drogen, wo es menschlich, human, moralisch genau auf das gleiche Ergebnis hinausführt. Das Leben heute ist egoistisch und gleichzeitig beziehungslos geworden. Fast alle Menschen bei uns im Westen medikamentieren sich irgendwie. Dazu gehört natürlich auch Völlerei, wie die Bibel so schön sagt, und Fetischismus in allen möglichen Formen. Damit meine ich, daß Drogen ein soziales Ventil geworden sind.

Epilog: Hiermit möchte ich mit meinen Aufzählungen/Erklärungen enden. Ich möchte Sie einerseits nicht langweilen und andereseits glaube ich, daß sie genug eigene Fakten haben, damit Sie verstehen, was ich eigentlich meine. Jetzt muß ich mal subjektiv Farbe bekennen, was ich zu dieser Liberalisierung finde:

Zu meinem Erschrecken habe ich herausgefunden, daß, wenn es nach mir geht, käme Liberalisierung nie in Frage. Ganz einfach gesagt, genau aus den Erfahrungen/Erklärungen, die ich bis hierher versucht habe wiederzugeben.

Von unserem gesunden Menschenverstand aus, nach Abwägen aller Kriterien, die wir persönlich irgendwie fassen können, sind wir aber gezwungen, zur Liberalisierung. Denn wir können nicht weiter unsere Augen verschließen und uns alle so vor die Hunde gehen lassen. Alles was ich hier geschrieben habe, ist nicht wertend. Nur ein Versuch, von einer ganz anderen Seite an Sie zu appelieren. Mit der Hoffnung, daß es vielleicht zur Lösung dieses/anderer menschlicher Probleme etwas beiträgt. Ich glaube, wir sollten wirklich mal langsam versuchen, einen anderen Weg einzuschlagen. Nicht immer durch Verbote.

Elisabeth, 25 Jahre

Ich bin 1968 geboren und hatte eine, soweit ich mich erinnern kann, schöne Kindheit. Verwöhnt wurde ich von allen, d. h. von meinen Eltern, soweit sie es konnten, da sie selber noch sehr jung waren und nicht so viel Geld hatten; von meinen Großeltern, bei denen ich sehr oft war, bekam ich eigentlich alles, was ich wollte.

Später, in der Schule, war ich eine durchschnittliche Schülerin. Nach meinem Realschulabschluß wußte ich nicht genau, was ich machen wollte, Hauptsache keine Schule mehr. So lernte ich Friseuse, nach der Lehre arbeitete ich noch ca. 1 Jahr auf meinem Beruf, bis ich absolut keine Lust mehr hatte, für diesen »Hungerlohn« jeden Tag freundlich und nett zu sein, was mir sowieso nicht lag. Danach fand ich in der Schweiz eine Stelle, wo ich natürlich wesentlich mehr Geld verdiente. Es war zwar eine Art Fabrik, aber ich hatte Glück und erwischte einen schönen Job in der Firma. Ich arbeitete 3–4 Monate, es gefiel mir super, da ich ziemlich viel Geld sparen konnte, denn ich wohnte ja noch zu Hause und mußte somit nur mein eigenes Auto unterhalten. Dies war mein Verhängnis.

Es begann im Sommer 1990, mein damaliger Freund, mit dem ich allerdings schon vorher 7 Jahre zusammen war, fing urplötzlich an, Heroin und manchmal auch Kokain zu schnupfen. Da wir so gut wie jeden Tag zusammen waren, mußte ich immer zuschauen. Es war schrecklich für mich, ein unbeschreiblich schlimmes Gefühl, wenn man selber nichts nimmt, und jemand, den man mag, tut so etwas vor einem. Ich redete auf ihn ein, was natürlich nichts nützte, bis ich es selber probierte. Ich mußte es allerdings selber besorgen, denn er gab mir nichts, da er nicht schuldig sein wollte, wenn ich das erste Mal etwas nahm. So ging es ca. 1 Jahr lang, wir spritzten tagtäglich so viel, wie wir eben hatten. Wir waren »drauf«, schneller als wir es merkten. Es war jeden Tag dasselbe, ich stand auf, machte mir einen »Knall« (wenn ich etwas hatte), ging arbeiten. Abends holte ich meinen Freund ab, wir schauten, wo wir Geld auftreiben konnten, und fuhren fast jeden Tag nach Zürich, um Stoff zu kaufen. Wenn wir dann, je nachdem wieviel Geld wir hatten, 1 oder 2 Gramm hatten, freuten wir uns immer auf »den schönen Abend«. Zu Hause teilten wir den »Stoff«, und danach war es jedem egal, was der andere machte. Es war schlimm, diese Gleichgültigkeit überall, es wird einem egal wie man rumläuft, der Job (sofern man noch einen hat), alles um einen herum interessiert einem gar nicht mehr. Was genauso schlimm war, die Lügerei. Meine Eltern, die es ja inzwischen wußten: ich stritt es ab und log sie nur an. Für mich waren es mehr oder weniger Notlügen, aber für sie war es schlimm, denn sie wußten es je genau.

Ich lebte und arbeitete also nur noch für Drogen. Mein Freund und ich wollten damals auch ein paarmal aufhören, was aber ohne irgendwas oder mit den paar Rohypnol, die man in Deutschland vielleicht bekommt, wenn man zum Arzt geht, aussichtslos ist.

Irgendwann wurde meine Freund dann gezwungen, eine stationäre Drogentherapie (1–1 1/2 Jahre) zu machen, d. h. er konnte wählen: entweder Knast oder Therapie. Es gibt in Deutschland (auf alle Fälle hier bei uns in Baden-Württemberg) keine Alternativen. Entweder machst Du eine Therapie oder Du schaust, wie Du so aufhören kannst.

Ich finde das Methadonprogramm in der Schweiz echt gut. Ich bin im Moment noch in der Probezeit, d. h. ich bekommt das Methadon seit ca. 10 Wochen und habe in der Zeit nur 1 × gefixt, da wollte ich wissen wie es jetzt ist. Es hat mir nichts gebracht, deshalb finde ich es wichtig, mit dem Methadon nicht zu sparen.

Seit ich in diesem Programm bin, ist das Leben für mich wieder lebenswert, ich arbeite wieder normal; vorher wollte ich ständig frei und machte krank. Was für mich auch sehr gut war, daß ich ausgezogen bin und eine eigene Wohnung haben. Als ich auszog, war ich noch voll »drauf«. Ich ging zwar arbeiten, da ich aber eine sehr hohe Miete zu zahlen hatte und Geld für Heroin brauchte. Es reichte natürlich nicht, deshalb machte ich auch überall Schulden, bis ich von dem Methadonprogramm hörte, was ich machen konnte, da ich in der Schweiz arbeitete. Ich bin heilfroh, daß ich es gemacht habe, und daß ich eine so tolle Unterstützung habe – von meinen Eltern – von den Schwestern, die mir das Methadon abgeben. Was mir auch sehr geholfen hat, waren meine Eltern, sie hielten immer zu mir, was auch oft sehr schwierig war.

Ohne das Methadon würde ich es allerdings noch lange nicht schaffen, aber so geht es ganz gut. Deshalb verstehe ich nicht, daß in Deutschland so wenig für Drogenabhängige getan wird. Sogar in den Suchtberatungsstellen, wo ausgebildete spezielle Personen arbeiten, wurde mir nicht geholfen, im Gegenteil, ich wurde nur kontrolliert durch Urinproben und jeder Positive wurde gemeldet (wegen dem Führerschein). Ich schaffte es während meiner Drogenkarriere fast ein Jahr lang, also 11 Monate keine Drogen zu nehmen, da ich jede Woche eine Urinprobe abgeben mußte (unter Sichtkontrolle) bei einer Drogenberatungsstelle. Als ich wieder abstürzte (nach 11 Monaten) und nach den vielen negativen Ergebnissen eine positive hatte, wurde dies sofort gemeldet, ohne mit mir darüber zu reden.

Meinen Führerschein war ich dann los. So etwas nennt sich in Deutschland Drogenberatungsstelle, in der man von oben bis unten angeschaut wird und eben wie ein »Junkie« behandelt wird. Ich stürzte dann natürlich total ab, bis ich Hilfe in der Schweiz fand.

Ich kann das Methadonprogramm nur befürworten, denn ich wußte nicht, was ich ohne machen würde. Selbstverständlich gehört ein sehr starker Wille dazu, da es sonst nicht klappt. Viele, die Methadon nehmen, fixen noch dazu. Aber wenn man wirklich aufhören will, finde ich dies einen guten Weg.

Ich finde es auch besser als z. B. die Abgabe von Heroin. Wenn ich mir vorstelle, daß mir damals z. B. von einem Arzt Heroin abgegeben worden wäre, hätte ich sicherlich weiter gefixt. Denn ein »Knall« zwischendurch (nicht vom Arzt) hat dann die gleiche Wirkung wie sonst auch, beim Methadon nicht. Zudem finde ich es sehr wichtig, daß man auch von der Spritze überhaupt loskommt.

Friedrich, 26 Jahre

Zuerst etwas kurzes zu meiner Person. Ich bin Jg. 67, seit ca. 12 Jahren drogensüchtig und etwa 5 Jahre im Methadonprogramm.

Ich sehe das Meti-Programm nicht geeignet für jeden. Es gibt einem die Sicherheit, es wäre ja irgendwo im Hintergrund noch etwas, das einem retten würde. Wieso also sollte ich mir Mühe geben, andere Wege zu gehen. Ich mußte das immer wieder an Mitpatienten feststellen. Entweder sind sie hier, weil sie echte finanzielle Probleme haben oder weil es der einfachere Weg bzw. die bequemere Lösung ist. Es hat nur wenige, die alles ins Programm gesetzt haben, und die werden kann immer wieder durch die anderen gestört. Ich zum Beispiel habe mein ganzes Leben geändert! Nach drei Kaltentzügen habe ich mich dann zum Meti entschieden. Man muß sich aber im klaren daüber sein, alle Kollegen oder mehr Bekannte abzuschieben. Einen neuen Freundeskreis versuchen zu finden. Und wenn man akzeptiert wird, keine Geheimnisse vor ihnen über sein Vorleben zu machen. Die Gasse sollte tabu sein, doch die meisten gehen nie weg aus diesen Kreisen, und deshalb werden es diese Leute nie richtig in den Griff bekommen.

Es kommen im Meti-Abbau ganz andere Probleme auf einen zu. Das Methadon, auch wenn man es nicht wahrhaben will, unterdrückt die wahren Gefühle, und je tiefer die Dosis, umso heftiger kehren die Gefühle zurück. Man hat nach ein paar Jahren keine Ahnung mehr, wo man diese Gefühle einordnen muß. Dann braucht man die Hilfe der wahren Freunde und auch bei einem mißglückten Ausstieg deren Beistand.

Ich habe schon zwei gescheiterte Versuche hinter mir. Ich mußte mir auch klar darüber werden, daß man beim Ausstieg sogar professionelle Hilfe braucht für einen Erfolg, der über längere Zeit halten soll. Es ist auch eine Illusion, wenn man annimmt, man könne in kurzer Zeit mit Meti sauber werden. Das funktioniert schon nicht, weil die meisten Fixer im Laufe der Zeit kriminell geworden sind. Viele haben Gerichtsverhandlungen oder gar Gefängnis vor sich.

Und damit bin ich bei einem Thema, das mich immer wieder zum Nachdenken bewegt. Ich finde es gut, wenn man den Versuch zu straffreiem Handeln machen will, oder den Besitz von kleineren Mengen zum Eigenkonsum erlauben möchte. Das bringt aber meiner Meinung nach auch seine Schattenseiten mit sich. Es gibt viele Dealer, die ihre Ware jetzt schon in kleineren Mengen auf der Gasse an verschiedene Leute für kleine Provisionen verkaufen lassen. Und somit sind diese Dealer noch schwerer dingfest zu machen. Es ist sonst schon schwer, sich in schlechten Zeiten einzureden, man sollte es jetzt sein lassen. Die Gewißheit, man kann zu jeder Zeit in Zürich etwas kriegen, machte es einem nicht gerade leichter.

Auch diese Gruppe, die der Bund bewilligt hat zur Abgabe von Heroin, finde ich total daneben. Solche Programme wären sinnvoll bei Leuten, die schon Jahre süchtig und sogar HIV-infiziert sind. Aber bei den anderen gibt das nur die Gewißheit, daß man dort auch noch eine Möglichkeit hat, seine Sucht zu finanzieren. Auch in mir hat diese Nachricht Gefühle ausgelöst. Man gibt sich weniger Mühe, sich in den Griff zu bekommen, und ein Absturz über kurz oder lang ist sicher! Jetzt sind es noch kleinere Gruppen bei diesen Versuchen, aber so war es doch auch am Anfang vom Meti-Programm. Mit einem kleinen Unterschied: beim Meti hat man die Möglichkeit – wenn man alles daran setzt – sauber zu werden! Den Stoff kann man nicht abbauen, es würde lebenslange Sucht bedeuten. Wollen wir oder Ihr das?

Therapeutische Konzepte

R. Renggli

Suchtmittel und Suchtkranke heute

Vor den sechziger Jahren waren die Süchtigen vorwiegend alkohol- oder medikamentenabhängig. Dazu gesellten sich eine kleine Schar von Morphinisten, die sich oft aus medizinischen oder paramedizinischen Berufen rekrutierte, sowie einige wenige Kokain- und Heroinsüchtige. All diese Suchtkranken hatten eines gemeinsam: sie hatten ihre Sozialisierung abgeschlossen, waren mittleren Alters, standen in einer beruflichen Tätigkeit, oft hatten sie auch eine Familie gegründet, hatten somit eine gewisse soziale Integration erreicht.

Als in den sechziger Jahren die ersten jugendlichen Drogenkonsumenten in psychiatrische und andere Kliniken eingeliefert wurden, war man mit einer völlig anderen Patientengruppe konfrontiert, als das bisher der Fall war. Nun waren es plötzlich vorwiegend jugendliche Patienten, die oft keine zwanzig Jahre alt waren. Im Gegensatz zur obenerwähnten Patientengruppe, die ihre Sozialisation weitgehend abgeschlossen hatte, waren diese Patienten beim Beginn ihrer Sucht gerade am Anfang ihrer außerfamiliären sozialen Entwicklung und blieben deshalb oft auf dieser Stufe sozialer Erfahrungen stehen. Sie verpaßten so eine entscheidende Phase ihrer Entwicklung. Zudem war die ganze Bewegung anfänglich stark ideologisch gefärbt in dem Sinn, daß man mittels der Droge versuchte, neue Werte zu finden und sich auf diese Weise eine friedlichere, konkurrenzfreie und glückliche Zukunft versprach. Wegbereiter dieser sogenannten Flower-power-Bewegung waren Timothy Leary u. a. Diese Szene verschwand jedoch wieder und beim heutigen Drogensüchtigen kann man kaum mehr von einer Ideologie im Sinne der »Blumenkinder« sprechen. Vielmehr geht es heute darum, sich zu »verladen«, sich von der Gesellschaft zurückzuziehen und zu regredieren.

Auffallend ist auch, daß die Szene ihren Weg von oben nach unten nahm. Nach der Verherrlichung und Befürwortung durch Intellektuelle, namentlich in den Medien, nahmen die Drogen ihren Weg über die Universitäten in die Gymnasien und von dort in die Hauptschulen. Zugleich ging der Weg von der Großstadt über Kleinstädte aufs Land. Weiter stellt man in besorgniserregendem Maße ein Übergreifen auf immer jüngere Jahrgänge fest.

Durch diese neue Art von Suchtpatienten, die meist in Opposition zur herrschenden Gesellschaftsordnung stehen, ergaben sich in Institutionen (Gefängnissen, Kliniken, Heimen) große Autoritätsprobleme. Innerhalb der Institutionen entwickelte sich eine eigene Drogenszene, Medikamente wurden gehandelt, gesammelt, Drogen wurden von außen hereingeschmuggelt und innerhalb der Institutionen konsumiert. Es entstanden Konfrontationen mit den anderen Patientengruppen, dadurch wurde die herkömmliche therapeutische Arbeit stark erschwert und vielerorts gar unmöglich.

Weiter wurde der körperliche Entzug des Fixers bis vor kurzem als rein medizinisches Problem betrachtet. In der Praxis wurde bald offensichtlich, daß die Spitäler – vor allem aus betriebstechnischen Gründen (keine entsprechende Infrastruktur wie geschlossene Abteilungen etc., zu wenig und nicht speziell geschultes Personal)

– nicht mehr in der Lage waren, Entzüge durchzuführen. Die psychiatrischen Kliniken führen wohl heute die meisten Entzüge durch, und zwar auf ihren Akutstationen, weil diese am ehesten in der Lage sind, eine konstante Überwachung zu gewährleisten. Jedoch stellt sich hier das Problem, daß der Süchtige mit schwerst gestörten Patienten zusammentrifft, mit akuten Psychotikern, schwerst Depressiven, Suizidalen und anderen. Dies ergibt eine denkbar ungünstige Konstellation. Oft bestehen auch große Altersunterschiede, was weiter zu Konflikten beiträgt. Zudem gibt es Probleme mit Medikamenten, die an andere Mitpatienten abgegeben und oft zum Handel mißbraucht werden. Die innere Unruhe des Fixers im Entzug ist ein weiterer Störfaktor des Abteilungsbetriebs. Der Ausgang, der nur in Begleitung erlaubt ist, ist wegen des Personalmangels oft unmöglich. Eine zu liberale, offenere Haltung ist andererseits auch nicht von gutem, da sie von den Süchtigen sofort ausgenutzt wird und so wieder zu neuen Problemen führt.

Die Situation in den Gefängnissen zeigt eine ähnliche Problematik. Oft sind die oben beschriebenen Probleme wie Ausgang, Einschmuggeln und Handeln von Medikamenten dadurch noch akzentuierter, daß in den Gefängnissen, im Gegensatz zur Psychiatrie, kein speziell ausgebildetes Personal vorhanden ist. Weiter erschwert die generelle Situation im Gefängnis das Eingesperrtsein zusätzlich.

Dies alles zeigt, daß es nötig wurde, spezielle Einrichtungen zu schaffen, um der neuen Situation gerecht zu werden. Die herkömmlichen Institutionen, seien dies Kliniken, Spitäler, Heime und auch Strafanstalten, waren völlig überfordert mit ihrer neuen Klientel, so daß nach neuen Lösungen gesucht werden mußte.

Veränderte Behandlungskonzepte

Absonderung

In den letzten 15–20 Jahren wurden in vielen psychiatrischen Kliniken spezielle Abteilungen geschaffen, um die oben beschriebenen Probleme besser zu meistern. Dies jedoch zum Preis der Ausschließung der Drogenpatienten. Parallel dazu wird im Gefängniswesen zur Zeit die Idee des »Drogenknastes« diskutiert – also auch dort die Idee einer Absonderung der süchtigen Straffälligen, um besser mit ihnen zurechtzukommen. Diese Tendenz zur Aussonderung der Süchtigen wird in der Strafjustiz deutlich, wenn man bedenkt, daß in gewissen Strafanstalten die Hälfte bis zu zwei Dritteln der Insassen Drogensüchtige sind. Über Sinn bzw. vor allem Unsinn solcher »Behandlung« von Drogensüchtigen sollen hier keine Ausführungen gemacht werden.

Entzugsbehandlung

Auch in der Art und Form der Entzugsbehandlung wurden neue Wege gesucht und gefunden. Bei der klinisch-stationären Entgiftung von Opiatabhängigen werden den Süchtigen Pharmaka verabreicht, um die Entzugserscheinungen wie Unruhe, Schwitzen, Nasenlaufen, Schlafstörungen und Gliederschmerzen zu bekämpfen. Zu diesem Zweck werden je nach Institution unterschiedliche Pharmaka eingesetzt. Diese Art von klassischer Entgiftung mit Hilfe von Medikamenten wird nach wie vor von den meisten Kliniken angewendet.

Jedoch haben sich einige Institutionen dem sogenannten »kalten Entzug« verschrieben. Dabei verabreicht man dem Patienten keine Medikamente. Da beim Drogenentzug die psychische Komponente eine entscheidende Rolle mitspielt, schenkt man hier dieser Seite vermehrt Beachtung. Je nach Institution sucht man mit vermehrter Zuwendung, mit größerem Personalaufwand, mit kleineren Gruppen, mit Massagen und physikalischen Therapien die Entzugssymptome zu mildern. All diese Entzugsbehandlungen sind begleitet durch das Einzelgespräch des Patienten mit seinem Therapeuten, wobei die Gesprächstherapie wohl das adäquate Verfahren ist. Je nach Institution kommen Gruppengespräche, Ergotherapie, Bewegungstherapie und anderes mehr hinzu.

Wohngemeinschaften

Nun möchte ich auf einen weiteren wichtigen Baustein der neueren Drogentherapie kurz eingehen – die therapeutische Gemeinschaft für Drogenabhängige. Dies ist eigentlich keine wirklich neue Idee, gab es doch in der Geschichte der Psychiatrie schon viel früher ähnliche Gemeinschaften. Jedoch waren diese nicht für Drogensüchtige gedacht. Ich möchte dazu stellvertretend für andere Pioniere an M. Jones und J.L. Moreno erinnern, beides Psychiater, die solche Konzepte bereits zu Beginn unseres Jahrhunderts in Flüchtlings- und Kriegsgefangenenlagern erprobten. Berufliche Wiedereingliederung, tägliche Gemeinschaftsveranstaltungen waren schon damals wesentliche Bestandteile des Programms. Für die Umsetzung in die Psychiatriepraxis und für die konsequente Weiterentwicklung dieser Ansätze kommt der sogenannten »Anti-Psychiatrie«, verbunden mit Namen wie F. Basaglia, D. Cooper und R.D. Laing, besondere Bedeutung zu.

In der Schweiz entstanden die ersten Wohngemeinschaften, in die Drogensüchtige aufgenommen wurden, ab den 70er Jahren. Diese therapeutischen Gemeinschaften sind entscheidend durch dynamische Gruppenprozesse geprägt, welche die Entwicklung des einzelnen Mitglieds ermöglichen sollen. Die Gruppe wird zum Experimentierfeld für Verhaltensmodifikationen und soll eingefahrene Muster verändern helfen, um damit den innerpsychischen Freiraum des Mitglieds zu vergrößern. Dazu gehören der Abbau von Hierarchien herkömmlicher Art und die Einbeziehung der Mitverantwortlichkeit jedes Mitglieds. Damit trägt der Patient wesentlich zum Entscheidungsprozess bei. Die therapeutische Gemeinschaft für Fixer weist durch die besondere Situation des Opiatabhängigen spezielle Strukturen auf, die oft auf einem sogenannten Stufenprinzip basieren, d. h., anfänglich herrscht für den Eintretenden eine sehr starre Reglementierung, die sich nach und nach lockert. Bei Nichtbeachten wird streng bestraft, teilweise auch der Ausschluß aus der Gemeinschaft verfügt.

Verschiedene Modelle von Wohngemeinschaften

Es entstanden verschiedene Modelle von Gemeinschaften, die hier kurz erwähnt seien. Die *Selbsthilfegemeinschaft*, nach Vorbild Synanon: Zwischen Patient und Therapeut besteht kein Unterschied, beide sind gleichwertige Gruppenmitglieder. Die *sozialtherapeutische Gemeinschaft*: Sie stellt heute die Mehrheit der Gemeinschaften dar. Es handelt sich dabei um ein Stufenmodell, der Therapeut hat seine geregelte Arbeitszeit und wohnt nicht mit den Patienten zusammen – also eine Trennung zwischen Patient und Therapeut. Die *sozialpädagogische Gemeinschaft*: Die Struktur ist streng hierarchisch, Leiter, Gruppenchef, Gruppe. Hier werden konfrontative Gruppensitzungen durchgeführt, die Arbeit füllt den Hauptteil des Tages aus, Strenge und Härte dominieren.

All diese therapeutischen Gemeinschaften nehmen auf freiwilliger Basis Drogensüchtige auf, nachdem diese eine Entzugsbehandlung durchgemacht haben. In der Regel handelt es sich um Gruppen von ca. 10 Süchtigen. Die Therapiedauer variiert von Institution zu Institution. Im Schnitt liegt sie bei etwa einem Jahr. In dieser Zeit soll der Süchtige einen großen Schritt Richtung Resozialisation tun können, um nach dem Austritt, wenn möglich mit einer ambulanten Nachbetreuung, wieder in die Gesellschaft integriert zu werden.

Kritik der heutigen Praxis

Nach einigen Jahren eines doch wertvollen Nebeneinanders verschiedener Ansätze, wie ich sie oben beschrieben habe, läßt sich in letzter Zeit eine zunehmende Tendenz zur Nivellierung und Gleichschaltung feststellen. Dies gilt vor allem für die stationären Einrichtungen. Auf der Beratungsseite hört man oft die Klage über die Arroganz der stationären Einrichtungen mit ihren Selektions- und Aufnahmekriterien und den oft recht rigiden und wenig individuell orientierten Konzepten, die teilweise an den Bedürfnissen der Süchtigen vorbeigehen. Süchtige sind und bleiben nun einmal keine einheitliche Gattung von Leuten und können darum auch nicht über einen Leisten geschlagen werden. Einige solcher stationären Einrichtungen werden nur noch künstlich am Leben erhalten durch die juristischen Zusatzbedingungen über das Betäubungsmittelgesetz. Ein Großteil der Patienten wählt heute eine Therapie statt Strafe und bewirbt sich an einem solchen stationären Therapieort, um einer drohenden Verurteilung zuvorzukommen. Die Motivation solcher Unterfangen muß man nicht weiter diskutieren. Es stellt sich hier die Frage, was geschehen würde, wenn diese Zugangsvoraussetzungen zur Therapie wegfallen würden und solche Einrichtungen darauf angewiesen wären, Attraktivität zu entwickeln, um Süchtige freiwillig aufzunehmen.

Im Bereich der Drogenarbeit änderte sich das Selbstverständnis der dort Tätigen ebenfalls. Es gab eine Entwicklung hin zur psychotherapeutischen Arbeit mit hohen Ansprüchen. Ausbildungen werden angeboten, die Anforderungen steigen und damit natürlich auch die Frustrationen, da die süchtigen Patienten diese Entwicklung nicht mitmachen können. Dies führt dazu, daß gewisse Beratungsstellen den Kontakt zu den Süchtigen teilweise verlieren. Zudem dominieren in der Fort- und Weiterbildung der Therapeuten die systemischen Ansätze, speziell der Familien- und Paartherapie. Diese sind – provokativ formuliert – eher systemkonform, während z. B. bioenergetische, analytische oder andere therapeutische Richtungen eher im Kontrast zur politischen, gesellschaftlichen und wirtschaftlichen Entwicklung stehen. Hier zeigt sich die Gefahr einer Einengung und unproduktiven Nivellierung. Als Gegenbewegung entwickelt sich die frühere Gassenarbeit oder aufsuchende Sozialarbeit zur sogenannten niederschwelligen Arbeit, indem man Kontaktstellen, Kontaktcafés, Szenentreffs und Fixerräume geschaffen hat; dies ist sicher nicht zuletzt auch wegen der Aktivität der strafverfolgenden Behörde, die die alten Szenenlokale reihenweise schließt oder stärker kontrolliert und dadurch verändert.

Dazu kommt die Problematik durch die finanzielle Krise der öffentlichen Haushalte. Sie hat einen Legitimationszwang in bezug auf das Erreichen des Therapieziels »Abstinenz« zur Folge. Viele Einrichtungen sehen sich gezwungen, den Behörden Mitsprache bei der Konzeption und Durchführung der Therapien einzuräumen, um ihre Institutionen überhaupt noch betreiben zu können. Dies wiederum führt generell zu einer Nivellierung des Angebots und damit wieder zu einer Verarmung.

Die ehemaligen Drogenarbeiter sind, wenn sie nicht in ein anderes Betätigungsfeld gewechselt haben, meist in leitender Stellung in der Drogenarbeit tätig. Sie sind etabliert und gelten in der Gesellschaft, in der sie sich bewegen, als gefragte Experten für die Drogenarbeit. Sie sind es auch, die die Politiker, die durch den sozialen Druck zunehmend Interesse an der Drogenarbeit fanden, beraten und führen. Doch die Experten laufen Gefahr, unflexibel zu werden, zu stagnieren und ihre immer gleichen »Geschichten« zu erzählen.

Die Frage der Ersatzdrogen

Wenn wir in der Psychiatriegeschichte ins 19. Jahrhundert zurückschauen, stellen wir fest, daß schon 1884/85 kein Geringerer als Sigmund Freud versuchte, seinen Freund Fleischl, einen Morphinisten, durch Kokain zu heilen, was sich aber später als großer Irrtum herausstellte. Die eine Sucht wurde lediglich durch eine andere ersetzt. Auch wurde später, Anfang des 20. Jahrhunderts, Heroin als Ersatzdroge für Morphin angepriesen. Leider war auch diesem Experiment kein Erfolg beschieden, vielmehr wurde mit dem Heroin eines der potentesten Suchtmittel überhaupt auf den Markt gebracht.

Seit 1965 beschreitet man nun einen neuen Weg. Diesmal haben wir es, wie bereits beschrieben, nicht mehr mit Morphinisten zu tun, sondern vor allem mit Heroinsüchtigen. Diese werden nun zum Teil mit Methadon therapiert. Es wurde jedoch schnell klar, daß es damit nicht getan ist, lediglich eine Ersatzdroge abzugeben. Erstens kommt dieser Versuch nur in speziellen Fällen in Frage, und zweitens kann diese Abgabe lediglich ein Bestandteil der Therapie sein. Die immer wieder neue Hoffnung auf neue Ersatzmittel sollte zu denken geben und auch davon abhalten, das neue Mittel Methadon wahllos einzusetzen.

Neben Methadon, dem wohl meist angewandten und diskutierten, gibt es noch eine ganze Reihe anderer Mittel, die als Ersatzdrogen eingesetzt wurden und noch werden. Es seien hier einige erwähnt: Kodein, Valoron, Temgesic. Jedoch würde es den Rahmen sprengen, wollte man auf diese Mittel einzeln eingehen. Prinzipiell kann zur Problematik der Ersatzdrogen gesagt werden: Man fand bisher keine wirklich befriedigende Lösung, wird doch mit einer solchen Behandlungsstrategie immer ein Mittel durch ein anderes ersetzt; die endgültige Drogenfreiheit wird auf diese Weise lediglich hinausgeschoben. Trotzdem wurde unter dem Druck der HIV-Problematik und der zunehmenden Verelendung Methadon zur derzeit wichtigsten Ersatzdroge. Die folgenden Ausführungen tragen dieser Bedeutung Rechnung.

Methadon, seine Wirkungen und Anwendungen

Die Substanz und ihre Wirkungen

Methadon wurde während des 2. Weltkriegs von den deutschen Chemikern Erhard, Bockmühl und Schaumann (Firma Höchst), die auf der Suche nach einem neuen Schmerzmittel waren, zum ersten Mal synthetisiert. Es handelt sich um ein voll synthetisches, also künstlich hergestelltes Opiat.

Für chemisch Interessierte: Methadon (dl4,4-diphenyl-6-dimethylamino-3-heptanon) ist neben Dextromoramid (Palfium) Hauptvertreter der synthetischen morphinartigen Schmerzmittel, welche Derivate des 3,3-diphenylpropylamins sind.

Methadon weist die doppelte analgetische (gegen Schmerz) Wirksamkeit von Morphin auf. Seine chemische Struktur ähnelt am ehesten der des Morphiums, die pharmakologische Eigenschaft jedoch ist eher verwandt mit der des natürlichen Alkaloids. Die Potenz des Methadons demonstriert auch sein antitussiver (gegen Husten) Effekt, denn 1,5–2 mg Methadon entsprechen ca. 15–20 mg Kodein, einem sehr potenten Hustenmittel, das seiner ähnlichen Pharmakologie wegen von Drogensüchtigen oft mißbraucht wird und auch als Ersatzdroge kontrolliert abgegeben wird.

Medizinische Informationen

Methadon interagiert mit denselben Opiatrezeptoren wie andere Opioide, das macht es als Heroinersatz so geeignet.

Es ist ein potentes *Analgetikum* und wirkt *sedierend*. Letzeres führt in der Anfangsphase der Behandlung zu Einschränkungen der geistigen und körperlichen Leistungsfähigkeit, wobei jedoch schnell ein Gewöhnungseffekt eintritt.

Auch die anfangs auftretende *Pupillenverengung* und der *Brechreiz* bilden sich rasch zurück. Später wirkt Methadon sogar brechreizstillend. Ist der anfängliche Brechreiz sehr lästig, kann er durch Gabe eines Antiemetikums unterdrückt werden.

Durch die dämpfende Wirkung von Methadon auf das Husten- und vor allem das *Atemzentrum* können Überdosierungen zum Tod führen. Als tödliche Dosis gelten 1,0–1,5 mg/kg Körpergewicht. Bei Methadonvergiftung muß als Gegenmittel über längere Zeit wiederholt Naloxon gegeben werden.

Methadon beeinflußt auch das *Hormonsystem*. Dadurch können Amenorrhoe (Ausbleiben der Monatsblutung) und sexuelle Dysfunktionen entstehen. Dies ist jedoch seltener als unter Heroin. Daneben hemmt Methadon das *Verdauungssystem*, es verzögert die Magenentleerung und vermindert die Darmbewegungen, wodurch es zu Verstopfung kommt. Die Spannung des Blasenschließmuskels wird erhöht, was zu Schwierigkeiten beim Wasserlassen führen kann. Schließlich kann Methadon auch *Juckreiz* und *Schwitzen* auslösen.

Bei der Langzeitanwendung von Methadon zur Drogensubstitution treten schwerwiegende Nebenwirkungen kaum auf. Einige subjektiv unangenehme Wirkungen, vor allem Schwitzen, Verstopfung, Schlaf- und sexuelle Störungen sind jedoch recht häufig. Insbesondere die (Durch-)Schlafstörungen können über Monate anhalten.

Zu beachten ist, daß sich die Methadonwirkung und die anderer das Zentralnervensystem dämpfender Medikamente potenzieren können. Werden aufgrund anderer Erkrankungen Rifampicin oder Phenytoin verordnet, so ist zu beachten, daß sie den Methadonspiegel im Blut senken.

Auch Methadon ist ein *Suchtmittel*, das euphorisierend wirkt. Wenn es, wie bei der Substitutionsbehandlung üblich, oral eingenommen wird, wird dieser Effekt durch die langsamere Wirkstoffaufnahme gemäßigt bzw. weitgehend ausgeschaltet.

Für die Suchtbehandlung mit Methadon sind folgende Wirkungen von praktischer Bedeutung:

- Methadon verhindert das Auftreten eines Opiatentzugssyndroms.
- Methadon erzeugt eine Opiatkreuztoleranz, d. h. die bisher üblichen Opiat- und Heroindosen sind nicht mehr im gewohnten Maß wirksam.
- Methadon verhindert den Opiathunger.

Nach dem Absetzen von Methadon kommt es allerdings zu *Entzugssymptomen*, die den üblichen Opiatentzugssymptomen entsprechen, jedoch später einsetzen, manchmal stärker ausgeprägt sind und länger dauern:

- Mißstimmung und Drogenhunger nach etwa 12 Stunden (Heroin nach etwa 6 Stunden),
- Gähnen, erweiterte Pupillen, Augentränen, Schwitzen, Nasenlaufen nach etwa 30 Stunden (Heroin nach etwa 12 Stunden),

Übelkeit, Erbrechen, Durchfall, Muskelschmerzen nach etwa 42–72 Stunden (Heroin nach etwa 18, Morphin nach etwa 24 Stunden).

Um diese Entzugssymptome zu vermeiden, sollte Methadon nur schrittweise abgesetzt werden: Zunächst wöchentliche Reduktionen um 5–10 mg, ab Tagesdosen unter 30 mg um 5 mg wöchentlich. Ist ein kürzerfristiger (ambulanter) Entzug sinnvoll, kann die Dosisreduktion bis zu 10 mg täglich betragen. Ein solch schneller Entzug wird aber nur bei Patienten durchgeführt, die aufgrund äußerer Umstände (z. B. neue Stelle, Auslandsaufenthalt o. ä.) rasch aussteigen möchten.

Methadonprogramme

Das Konzept der Methadonsubstitution wurde erstmals 1963 durch den Pharmakologen Vincent Dole und die Psychiaterin Mary Nyswander in New York umgesetzt, 1974 dann für die USA im »Narcotic Addict Treatment Act« formell geregelt. In Europa wurde das erste Methadonprogramm 1966 in Schweden durchgeführt.

Versuche mit Methadon wurden in verschiedensten Richtungen gemacht: als Entzugsmedikament, als Überbrückungshilfe bis zum Eintritt in eine Institution, als Langzeitmedikation über Jahre mit und ohne begleitende Therapie, neuerdings auch als sog. Methadon-Sonderprogramm. Als Entzugsmedikament wird es gebraucht, indem man eine zu Beginn hohe Dosierung langsam ausschleicht, d. h., man reduziert die Tagesdosis so lange, bis sie auf Null ist.

Überbrückungsprogramm

Im Überbrückungsprogramm ist es das Ziel, zu vermeiden, daß sich der Süchtige während der Wartezeit bis zum Eintritt z. B. in eine therapeutische Wohngemeinschaft in der Drogenszene herumtreibt und erneut rück- und straffällig wird. Unsere Erfahrungen zeigen aber, daß aus solch gutgemeinten Überbrückungsprogrammen meist »Langzeitprogramme« werden, jedoch ohne die dafür nötigen Voraussetzungen zu erfüllen. Der Süchtige kann sich auf diese Weise in ein Methadon-Langzeitprogramm einschleichen, ohne die vereinbarten Kriterien, die für ein Gelingen des Programmes wichtig sind, erfüllt zu haben.

Langzeitprogramm

Das eigentliche Methadon-Langzeitprogramm, das wohl sinnvollste Programm, hat das Ziel, mittels der Ersatzdroge Methadon, zusammen mit einer begleitenden Therapie, eine langsame Resozialisierung des Süchtigen zu erreichen. In diesem Langzeitprogramm wird die Ersatzdroge Methadon über mehrere Jahre abgegeben. Immer noch geistert die Idee herum, die Abgabe des Methadons während eines halben oder auch ganzen Jahres genüge, um einen Erfolg zu erzielen. Jedoch scheint nur die langjährige Verabreichung dem Heroinsüchtigen eine Resozialisierung zu ermöglichen. Man sollte sich darüber klar sein, daß ein Drogensüchtiger seine sozialen Bezüge in der Gesellschaft völlig ändern muß. Er muß seine oft immensen Schulden mittels eines langfristigen Programms sanieren. Weiter muß er einen völlig neuen Freundes- und Bekanntenkreis aufbauen, will er wirklich von der Drogenszene wegkommen. Dies alles ist jedoch nicht von heute auf morgen und auch nicht in einem halben Jahr möglich, sondern dazu braucht der Methadonpatient mehrere Jahre, soll dieses Unternehmen zu einer Reintegrierung in die Gesellschaft und für ihn zu einer stabilen Situation führen.

Sonderprogramm

Eine völlig andere und neue Idee steht hinter dem sogenannten Methadon-Sonderprogramm. Mit diesem Programm strebt man nicht mehr primär die Drogenfreiheit an, sondern es geht lediglich um eine medikamentöse, medizinische und soziale Grundversorgung des Patienten, ohne großen therapeutischen Anspruch.

Vor- und Nachteile einer Methadonbehandlung

Vorteile

Die perorale Verabreichung von Methadon ist ein wesentlicher Vorteil der Behandlung. Das Methadon kann getrunken und muß nicht, wie es z. T. bei anderen Ersatzstoffen (z. B. Temgesic) der Fall ist, gespritzt werden. Damit kann bereits das Fixen als ein nicht unwesentlicher Punkt der Heroinsucht umgangen werden. Die sogenannte »Nadelgeilheit« fällt damit weg. Interessant ist in diesem Zusammenhang, daß Süchtige sich durch Einspritzen von Kochsalzlösung bereits eine gewisse Erleichterung verschaffen können. Natürlich könnte auch das Methadon intravenös appliziert werden; dies wird jedoch klar als Kunstfehler betrachtet und hat nichts zu suchen in einem Methadonprogramm. Methadon wird den Süchtigen aufgelöst in Orangensaft verabreicht, es wird schnell, nach ca. 30 Minuten vollständig vom Magen-Darm-Trakt resorbiert und gelangt in die Leber, von wo es während der folgenden Stunden kontinuierlich an den Blutstrom abgegeben wird. Dies ist ein weiterer Vorteil, denn die Abgabe einer einmaligen Dosis pro Tag genügt. Während bei Methadon-Toleranten die Plasmahalbwertszeit ca. 25 Stunden beträgt, ist sie beim Nichtgewöhnten wesentlich kürzer, nämlich ca. 15 Stunden.

Etwa 2 Wochen nach Beginn der Methadoneinnahme entsteht ein relatives Gleichgewicht zwischen Einnahme und Bedarf. Später tritt eine Zunahme des Bedarfs ein. Der Grund für diesen erhöhten Bedarf scheint in einer Selbstanregung von Leberenzymen zu liegen, die Methadon mit der Zeit schneller abbauen. Bedingt durch die langsame Aufnahme durch den Magen-Darm-Trakt ergibt sich auch kein sogenanntes »Einfahren« wie dies beim »Fixen« der Fall ist. Jedoch kommt es bei mißbräuchlicher Applikation von Methadon in Form einer Injektion zum typischen »Flash« (initiale Gefäßerweiterung und Euphorie wie bei Heroin- und Morphininjektionen). Die Droge gelangt so direkt in die Blutbahn, wird nur wenig verdünnt, die Leber hat nicht die Möglichkeit, die Droge zu »poolen«. Der Großteil der Substanz erreicht innerhalb von Sekunden die opiatempfindlichen zentralnervösen Strukturen im Gehirn.

Ein weiterer Vorteil der Methadonbehandlung ist die sogenannte Kreuztoleranz mit Heroin. Bei Einnahme von Methadon in höherer Dosierung entfaltet zusätzlich gespritztes Heroin keine besonders spürbare Wirkung. Der gewünschte Flash der Heroinapplikation tritt nicht mehr auf. Dadurch bietet Methadon einen zusätzlichen Schutz von Heroin – oder, besser, vor dessen Wirkung.

Nachteile

Bei der regelmäßigen Einnahme von Methadon entsteht, wie bei allen anderen Opiaten, eine Sucht- und Toleranzentwicklung. Größere Dosen werden notwendig, z. T. bedingt durch den oben beschriebenen schnelleren Abbau in der Leber. Parallel zur Toleranz entwickelt sich auch eine Gewöhnung; es ist dem jetzt Methadonabhängigen nicht mehr möglich, auf seinen Ersatzstoff zu verzichten, ohne an Entzugserscheinungen zu leiden. Das Absetzen von Methadon führt etwa zu denselben Entzugserscheinungen wie der Entzug von Heroin. Die Kreislaufkomplikationen, Muskelkrämpfe und -schmerzen scheinen jedoch weniger ausgeprägt zu sein als beim Heroinentzug.

Als weitere Nachteile sind die Nebenwirkungen zu nennen, die bei der Methadonverabreichung zwangsläufig in mehr oder weniger starkem Ausmaß auftreten. Jedoch kann man heute wohl sagen, daß gesundheitlich schwerwiegende Schäden oder Funktionsstörungen durch Methadon in einem gut geführten und überwachten Programm gering sind und in nur ganz seltenen Fällen zum Abbruch der Behandlung zwingen.

Methadon und Schwangerschaft

Bei der zunehmenden Zahl von schwer Süchtigen in unserer Gesellschaft ist dieser Punkt von nicht geringem Interesse. Methadon hat im Gegensatz zu Heroin eine eher normalisierende Wirkung auf den Organismus der süchtigen Frau. Der Eintritt einer Schwangerschaft während der Methadonbehandlung ist also gar nicht so selten. Die bei Kindern heroinabhängiger Mütter beobachteten Chromosomenschäden treten nach längerer

Methadonbehandlung weniger auf. Positiv ist auch der psychosoziale Effekt des Methadonprogramms, der der werdenden Mutter eine tägliche Ration ihres Suchtmittels garantiert und sie so eine ruhigere Schwangerschaft verleben läßt. Es empfiehlt sich sogar noch eine Umstellung von Heroin auf Methadon während der Schwangerschaft, dabei sollte aber eine tägliche Dosis von 50 mg nicht überschritten werden. Ein Methadonentzug während der Schwangerschaft ist nicht sinnvoll, da die Plazenta opiatdurchlässig ist und dadurch Entzugsreaktionen beim ungeborenen Kind auslösen würden. Wird doch ein Entzug nötig, so empfiehlt sich ein Abbau in kleinen Schritten, am günstigsten zwischen der 16. und 24. Schwangerschaftswoche.

Bei der Geburt haben bis zu 80 % der Kinder Entzugserscheinungen (gelegentlich bis 1 Monat nach der Geburt). Diese äußern sich in Unruhe, Tonussteigerungen, Fieber, Tachypnoe (erhöhte Atemfrequenz) und Hyperreflexie (überschießende Reflexe). Die Symptome beginnen in den ersten 4 Tagen nach der Geburt und können einige Wochen andauern. Das Kind soll nicht mit Muttermilch gestillt werden, da das Methadon auch in die Muttermilch gelangt. Lediglich bei sehr kleinen Dosen ist dies vertretbar. Die Entzugssymptome nach der Geburt werden, falls notwendig, mit kleinen Dosen von Valium oder Luminal behandelt.

Fahrtauglichkeit

Die Fahrtauglichkeit ist insofern für viele Süchtige wichtig, als damit oft auch wieder eine Arbeitsmöglichkeit erlangt wird oder eben verloren geht.

Eine Methadonbehandlung bei stabiler Dosierung beeinträchtigt die Fahrtauglichkeit normalerweise nicht.

Bei Wiedererteilung der Fahrerlaubnis sollte jedoch eine angegebene Stabilisierung zuerst überprüft werden. In der Schweiz wird die Fahrerlaubnis normalerweise nach einer stabilen Phase von etwa einem Jahr vom jeweiligen Straßenverkehrsamt wiederbewilligt, wobei diese stabilen Phasen durch Urinkontrollen belegt werden müssen.

Zielsetzung der Methadonbehandlung

Als primär *nicht* abstinenzorientierte ambulante Behandlungsmöglichkeit der andauernden Opiatabhängigkeit verfolgt die Methadonbehandlung ein breites Spektrum allgemeiner – rehabilitativer oder palliativer – Zielsetzungen:

1. Ersatz der (intravenösen) Heroin- durch eine (perorale) Methadonabhängigkeit.
2. Wiederherstellung und Erhaltung der körperlichen Gesundheit, insbesondere Verminderung des Erkrankungsrisikos als Folge fortgesetzer intravenöser Injektionen (namentlich HIV-Infektion, infektiöse Hepatitis).
3. Gesellschaftliche Wiedereingliederung, insbesondere durch
   – Verhindern oder Vermindern von Beschaffungsdelinquenz oder -prostitution,
   – Distanzieren von der Drogenszene,
   – Fördern und Stabilisieren drogenfreier Beziehungen,
   – Ermöglichen und Erhalten von Arbeitsfähigkeit und Erwerbstätigkeit, gegebenenfalls auch von Ausbildung,

- Stabilisieren und Verbessern der weiteren psychosozialen Situation (Wohnverhältnisse, Finanzen, Freizeitgestaltung).

Wenn im Einzelfall auch weitergehende Zielsetzungen – wie längerfristige »Suchtfreiheit«, einschließlich Aufarbeiten der psychosozialen wie intraindividuellen Bedingungen und Folgen der Sucht im Sinne von »maintenance to abstinence« – denkbar und möglich sein können, steht doch bei der Suchtersatzbehandlung mit Methadon die tertiäre Prävention eindeutig im Vordergrund: »Verbessern der Lebensqualität«, »Überlebenshilfe«, »Reduktion von gesundheitlichem oder sozialem Risikoverhalten«.

Die jeweiligen Zielsetzungen müssen *individuell* mit den Patienten ausgehandelt und festgelegt werden: Nicht selten bedürfen sie im weiteren Verlauf einer Neubeurteilung und entsprechenden Anpassung.

Aufnahmebedingungen

Bis heute liegen keine wissenschaftlich gesicherten Untersuchungsergebnisse vor, die eine entsprechend begründete Auswahl erlauben würden. (Dies gilt analog auch für die übrigen Suchtbehandlungsmodalitäten.) Deshalb erfolgt die Aufnahme in die Suchtersatzbehandlung mit Methadon heute mit niedrigeren Anforderungen als früher, allerdings verbunden mit einer engmaschigen, mindestens dreimonatigen Probezeit. Die folgenden Aufnahmebedingungen entsprechen in etwa der heutigen Praxis in der Schweiz:

1. Mindestens einjährige ununterbrochene und noch anhaltende *Opiatabhängigkeit*. Hierbei blei-

ben kurzdauernde Unterbrechungen im Rahmen spontaner oder erzwungener Absetzversuche unberücksichtigt.
2. *Wohnsitz* oder *Arbeitsplatz* am Abgabeort. Ausnahmen sind allenfalls bei zeitlich befristeten Überbrückungsbehandlungen möglich.
3. Zuvor erfolgte *Information* über Drogenentwöhnungsprogramme durch kompetente Dritte.
4. Keine *medizinischen oder psychiatrischen Kontraindikationen* (schwere Leberfunktionsstörung, psychotische Störung).
5. Abschluß einer schriftlichen *Behandlungsvereinbarung* für die Dauer von mindestens einem Jahr (bei Unmündigen ist die schriftliche Zustimmung des gesetzlichen Vertreters auf der Behandlungsvereinbarung notwendig).

Relative Kontraindikationen (früher klare Kontraindikationen)

Folgende Kriterien, besonders wenn sie in der Mehrzahl vorliegen, können bei Grenzfällen die Ablehnung einer Aufnahme in die Suchtersatzbehandlung mit Methadon nahelegen:

1. Fehlender Nachweis des ernsthaften Versuchs einer spezialisierten, mindestens mehrmonatigen Entwöhnungsbehandlung;
2. fehlender Nachweis einer festen Arbeitsstelle bzw. einer der individuellen Situation angemessenen, zumutbaren Arbeitssuche;
3. ausgeprägte Polytoxikomanie;

4. nach wie vor enge Beziehungen zur Drogenszene, insbesondere Zusammenleben mit einem selbst opiatabhängigen Partner
5. unter 20jährig.

Wiederaufnahme

Bricht ein Patient die Suchtersatzbehandlung mit Methadon *irregulär oder vorzeitig* (vor Ablauf der Minimalzeit von einem Jahr) ab, ist eine Wiederaufnahme nur nach Rücksprache mit dem behandelnden Arzt möglich.

Bei wiederholtem irregulären Abbruch soll in der Behandlungsvereinbarung eine *Sperrfrist* für die Wiederaufnahme vorgesehen werden.

Durchführung der Behandlung

Bei der Behandlung mit Methadon haben sich mehr oder weniger ähnliche Ansichten durchgesetzt. Wenigstens theoretisch nähert man sich einem einheitlichen Behandlungsprinzip. Leider läßt aber in der Praxis noch sehr viel zu wünschen übrig. Unter »Behandlung« ist hier nur Behandlung in einem Langzeitmethadonprogramm zu verstehen, d. h. Abgabe von Ersatzdrogen über mehrere Jahre.

Folgende drei Hauptpunkte sind zu beachten:

1. Täglich kontrollierte Einnahme der festgesetzten Methadondosis, aufgelöst in Orangensaft.
2. Durchschnittlich einmal pro Woche eine unangemeldete Urinkontrolle.
3. Einmal wöchentlich eine psychotherapeutische Sitzung.

Diese drei wichtigsten Teile des Behandlungsprogramms sollten im Idealfall am selben Ort stattfinden, zum Beispiel in einer sozialpsychiatrischen Einrichtung, einem Drop-in oder in einer psychiatrischen Poliklinik. Leider ist dies aus organisatorischen Gründen oder wegen großer Distanzen zwischen Arbeitsort und Institution oft nicht möglich, so daß der Patient an verschiedenen Stellen betreut wird. Dies ermöglicht ihm, die diversen Instanzen gegeneinander auszuspielen, was immer wieder zu Schwierigkeiten führen kann.

Tägliche Einnahme von Methadon

Hier herrscht wohl das größte Gefälle zwischen Therorie und Praxis. Leider passiert es zu oft, daß

a) die Tagesdosis aufgeteilt in Einzelportionen abgegeben wird,
b) anstatt flüssigen Methadons Tabletten abgegeben werden und
c) nicht darauf geachtet wird, daß die Dosis vor den Augen des Verabreichers eingenommen wird.

Diese Fehler führen automatisch zum Mißbrauch des Methadons. Dazu ein kleines Beispiel: Einer unserer Patienten erhielt früher das Methadon von der Apotheke, abgefüllt in einem Fläschchen und kam dadurch immer wieder in Versuchung, einen Teil seiner Tagesration oder gar die ganze zu verkaufen, mit einer ebenfalls süchtigen Bekannten zu teilen, ja schlimmstenfalls gar zu spritzen, was heute durch Auflösung in Orangensaft schlecht möglich geworden ist. Später erreichte er sogar, daß er die Dosis vom nächsten Tag mitnehmen konnte, wenn er nur genug »klönte«. Er gab an, am nächsten

Tag wieder ohne auszukommen oder einige Tage auswärts auf Montage zu arbeiten. In solchen Fällen ist die Abgabestelle mitverantwortlich für die Fragwürdigkeit des Methadonprogramms. Es ist mir klar, daß die kontrollierte Art der Abgabe für die Apotheke oder einen praktischen Arzt eine schwierige Aufgabe darstellt und mit einem Mehraufwand an Zeit und Engagement verbunden ist. Wenn man sich zuwenig Zeit nimmt oder diese Aufgaben an medizinisches und pharmazeutisches Hilfspersonal delegiert, ohne genaue Instruktionen zu geben, erweist man dem Süchtigen jedoch einen schlechten Dienst.

Dosierung: Die Methadondosierung wird ausschließlich durch den behandelnden Arzt festgelegt.

Die Anfangsdosis beträgt in der Regel 30 mg. Schätzungen des vermutlichen individuellen Bedarfs aufgrund bisher gewohnter Heroinmengen sind im allgemeinen kaum hilfreich.

Während der Induktionsphase wird die Dosierung in zwei- bis dreitägigen Intervallen um 5–10 mg erhöht. Maßgeblich hierfür ist die subjektive Befindlichkeit des Patienten; zähe Verhandlungen um eine (möglichst niedrige) Dosis lohnen sich kaum oder sind häufig irrational. Die meisten Patienten gelangen spontan zu Erhaltungsdosen um 60–80 mg, in Einzelfällen können auch Tagesdosen bis zu 120 mg erforderlich sein.

Bei Rückfällen weist eine unverminderte Wirksamkeit gewohnter Heroinmengen auf eine zu niedrige Methadondosierung hin. – Bei Unterbrechungen in der Behandlung mit Methadon ist mit Toleranzverlusten zu rechnen und deshalb eine Dosisreduktion in Betracht zu ziehen.

Urinkontrollen

Bei der Urinkontrolle gilt, was weiter oben schon über die Abgabe gesagt wurde. Auch hier ist es wichtig, daß der Urin kontrolliert abgegeben wird. Man darf dabei nicht vergessen, daß es für den Patienten wichtig ist, »sauber« zu bleiben. Wird er rückfällig, was nicht als absolutes Unglück hingestellt werden sollte, so versucht er oft aus Schuldgefühlen, dies zu verheimlichen. Es kommt dann vor, daß der Patient Fremdurin mitbringt und diesen, falls man ihn nicht kontrolliert, in die Urinprobe schmuggelt. Solche »Spiele« muß man zugunsten des Patienten verhindern, andernfalls hat diese Täuschung negative Auswirkungen auf die therapeutische Beziehung. Weiter ist es wichtig, über die Probleme, die zum Rückfall führten, mit dem Patienten reden zu können. Es reicht nicht, wenn die Praxishilfe dem Süchtigen lediglich einen Becher in die Hand drückt und jener auf der Toilette verschwindet – oder wenn er gar den Urin mitbringen soll. Die Kontrolle ist zwar unangenehm, aber notwendig, soll die Urinprobe nicht zur Farce werden.

Wöchentliche psychotherapeutische Sitzung

Was ist unter psychotherapeutischer Sitzung zu verstehen? Ist diese wöchentliche Sitzung auch von einem praktischen Arzt sinnvoll durchführbar? Wichtig erscheint mir vor allem die Frage: Will ich wirklich mit einem Süchtigen arbeiten und wenn ja, mit ihm zusammen versuchen, seine Resozialisierung zu fördern und zu unterstützen, ihn zu begleiten auf seinem Weg aus der Sucht, d. h., auftretende Probleme zu erarbeiten und gleichzeitig verstehender Mitmensch zu sein? Sinnvoll wäre für einen Arzt, der diese Aufgabe angehen möchte, wenn er in einer Balint-Gruppe mitmachen würde, um dort die Möglichkeit zu haben, über auftretende Probleme im Zusammenhang mit der Methadonbehandlung zu reflektieren, da man alleine mit solch schwierigen Patienten oft überfordert wird.

Die therapeutische Idee könnte bildlich wie folgt verdeutlicht werden: Man gibt dem Patienten eine Art Teddybär in Form des Methadons, an dem er sich festhalten kann und der ihm Geborgenheit und Sicherheit bietet. Im Laufe der begleitenden Psychotherapie versucht man langsam, den Teddybären durch die Person des Therapeuten zu ersetzen. Langfristig sollte sich diese anfänglich eher kindliche Abhängigkeit durch Bearbeitung und Bewußtwerden der zugrundeliegenden Konflikte zu einer partnerschaftlichen und erwachsenen Beziehung entwickeln. Durch diesen Reifungsprozess soll der Patient befähigt werden, sich zuerst vom Teddybären, schließlich vom Therapeuten zu lösen. Es sollte ihm so möglich werden, befriedigende Beziehungen und bleibende Kontakte zu seiner sozialen Umwelt, die er sich während der Methadonzeit neu aufbauen kann, zu gestalten.

Einige Zahlen zu den Methadonprogrammen

In der Schweiz und wohl generell lassen sich 4 Phasen der Methadonabgabe abgrenzen.

Die erste Phase reichte bis ins Jahr 1975. Bis dahin war die Zahl der Opiatabhängigen noch gering, und die allgemeinärztliche Substitutionsbehandlung stieß weder auf gesellschafts- noch auf drogenpolitischen Widerstand.

1975 begann dann eine zweite Phase, in der auch das eidgenössische Betäubungsmittelgesetz revidiert wurde und unter anderem die Methadonabgabe einer Registrierungspflicht und Kontrolle unterstellt wurde. Auch kam ein neuer Typ von Opiatabhängigen auf, nämlich der jugendliche Heroinfixer. In den Jahren bis etwa 1982 registrierte Zürich mit etwas über einer Million Einwohnern ca. 200–300 registrierte Methadonpatienten, die aufgrund klarer Zugangskriterien in die Substitutionsbehandlung kamen.

Die dritte Phase umfaßt den Zeitraum von 1983 bis 1987. In dieser Zeit veränderte sich zwar die Drogenszene, jedoch blieb man bezüglich des Methadons recht restriktiv und die Plätze im Programm – wieder bezogen auf Zürich – mit 300–400 stabil. Die Indikation wurde aber bereits zunehmend zu einer Mischindikation, und durch die gegen Ende dieser Phase zunehmende HIV-Problematik kam es dann zu einer vierten Phase der Methadonvergabe.

In dieser vierten Phase stiegen dann die Zahlen der Programmteilnehmer sehr rasch an. In der Schweiz liefen bereits 1984 insgesamt 1 183 Methadonbehandlungen, 1988 waren es 3 668, und seither steigt die Zahl weiter an.

Wie sieht es nun mit dem Erfolg dieser Programme aus?

In einer prospektiven schweizerischen Verlaufsstudie, die stellvertretend für die anderen Länder stehen soll, da dortige Untersuchungen ähnliche Ergebnisse erbrachten, untersuchten Uchtenhagen und Zimmer-Höfler 1985 die soziale Integration von 248 Heroinabhängigen, die sich zum Zeitpunkt der Erstbefragung entweder in einer therapeutischen Wohngemeinschaft, in einer Methadonbehandlung oder im Gefängnis befanden. Nach 2 Jahren beträgt die Retentionsrate der Methadonpatienten 67 %, 80 % von ihnen sind berufstätig, sie zeigen Fortschritte in ihren realen Lebensbedingungen, wobei diese aber häufig nicht ihren eigenen Bedürfnissen entsprachen. Auffallend ist der starke Rückgang von Suizidalität. Im Vergleich zu den beiden anderen Gruppen schnitten sie auch am besten ab in bezug auf Distanzierung von der Drogenszene und Rückfall in den täglichen Drogenkonsum. 7 Jahre nach der Behandlung sind 8 % der Gesamtgruppe verstorben, und 35 % der Methadonklienten stehen noch oder wieder in einer Substitutionsbehandlung. Weiter berichten die Autoren, daß nach 7 Jahren die anfänglichen Unterschiede der drei untersuchten Interventionsformen weitgehend verschwinden, was eine sehr wichtige Anmerkung ist.

Generell kann man meistens von einer Drittelung ausgehen: Etwa ein Drittel der Heroinabhängigen mit einer Behandlung – egal welcher Art – wird den Weg Richtung Resozialisierung nehmen, ein Drittel bleibt in einem labilen Gleichgewicht, und ein letztes Drittel neigt sich im Verlauf in Richtung Verelendung.

Konklusion

Die Effektivität einer Methadonbehandlung im drogentherapeutischen wie im AIDS-präventiven Sinne ist abhängig von der Strukturierung der Behandlung, der psychosozialen Führung und dem somatischen Therapieangebot. Es sei nochmals darauf hingewiesen, daß die heutigen Drogensüchtigen oft keine oder eine mangelhafte Sozialisierung durchgemacht haben und oft im Status eines 15jährigen oder gar jüngeren Menschen stehengeblieben sind; das heißt, es ist sehr wichtig, Struktur in die Behandlung zu bringen, da man diese von den Methadonpatienten nicht erwarten kann.

Diesen Umstand bestätigen Erfahrungen aus Amerika, wo aus einer eindrücklichen Vergleichsstudie von sechs verschiedenen US-amerikanischen Methadonprogrammen (Ball u. Ross 1991) folgender Schluß zu ziehen ist:

> Es sind weniger die Patienten als vielmehr die Programmvariablen, die letzlich für den Therapieerfolg inklusive des AIDS-präventiven Aspekts verantwortlich sind. Dabei kommt es vor allem an auf die Qualität des Beratungsangebots, eine strukturierte Programmphilosophie und eine angemessene medizinische Versorgung.

Begleitende soziale Hilfen – das Beispiel der Fixerräume

Erst das Aufkommen der Immunschwächekrankheit AIDS ermöglichte erweiterte Angebote über das Beratungs- und Therapieangebot hinaus. Da Tages- und Nachtasyle für Süchtige selten offen sind, ebenso Notschlafstellen, Obdachlosenheime und Tageskliniken, konnten sie bis dahin lediglich in gewissen Drogenberatungsstellen zeitweilig Aufnahme finden, nämlich in den Drop-ins. Man konnte in vielen dieser Beratungsstellen sich informieren und beraten lassen, aber vielleicht auch nur einen Nachmittag verbringen, ohne postwendend wieder weggewiesen zu werden und eine neue Bleibe suchen zu müssen.

In den späten 80er Jahren wurde dann klar, daß die bis dahin wenigen Spritzenautomaten nicht ausreichten, um eine sinnvolle AIDS-Prävention zu erreichen, auch die wenigen Apotheken und Notfallstationen, die an gewissen Orten begannen, unter dem Druck der Situation Spritzen abzugeben, waren lediglich ein Tropfen auf den heißen Stein. Immerhin gelangten so an liberalen Orten Süchtige an saubere Spritzen, jedoch mußten sie das Heroin immer noch unter mißlichen Umständen injizieren, sei dies in einer trostlosen Toilette oder sonst an irgend einer Straßenecke. Nicht zuletzt aus dieser Notsituation heraus entstanden dann auch die offenen Drogenszenen, in denen die Leute mehr oder weniger von Fremdeinflüssen abgeschottet wurden und so auf eine sonderbare Art doch eine gewisse Ruhe fanden, um sich ihre Spritze zu setzen.

Aus dieser Situation heraus entstanden in der Schweiz dann aber auch die ersten »Gassenzimmer«, »Fixerstübli« und »Fixerräume«, wie man sie nennt. In diesen juristisch nach wie vor heiß umstrittenen Orten konnte nun in Ruhe und unter sauberen Bedingungen gefixt werden, die Süchtigen konnten sich hier eine gewisse Zeit niederlassen und gegebenenfalls eine kleine Verpflegung sowie medizinische Hilfe und Beratung erhalten.

Die Konzeption eines solchen Fixerraums soll im folgenden Modellfall aufgezeigt werden. Zugrunde liegen ihm die nun drei »Gassenzimmer« der Stadt Basel, an deren Einrichtung ich selbst federführend beteiligt war. In Basel hatten wir das große Glück, daß wir eine liberale Haltung der Regierung vorfanden und – was fast noch wichtiger war – die Zusammenarbeit mit der Polizei so geregelt werden konnte, daß dieser rechtsfreie Raum, in dem laut gängigen Gesetzen eigentlich etwas Illegales, nämlich das Fixen, geschieht, toleriert wurde. Dank dieser Fixerräume, die vielerorts natürlich nach wie vor verpönt sind und niemals in Frage kämen, konnte in der Grenzstadt Basel – im Dreiländereck von Deutschland, Frankreich und der Schweiz – eine offene Drogenszene verhindert werden.

Stellung innerhalb der Drogeneinrichtungen

Die Fixerräume nehmen im Rahmen der Drogeneinrichtungen einen Platz ein, der klar der Überlebenshilfe zugeordnet werden kann. Mit Schwerpunkten bei der Gesundheitsvorsorge und einem Angebot an psychosozialer Hilfe stellen sie eine Ergänzung der Drogenhilfe dar, grenzen sich jedoch auch von ihnen ab.

Zielgruppe

Mit den Fixerräumen soll eine Gruppe von Jugendlichen und jungen Erwachsenen angesprochen werden, die sich in einer besonders schwierigen Lebenssituation befinden – die Gruppe der Heroinkonsumenten und Polytoxikomanen. Die meisten von ihnen sind sozial ausgegrenzt und weisen klare Verelendungszeichen auf. Meist sind sie nicht mehr in der Lage, sich konstruktiv mit ihrer Situation auseinanderzusetzen. Ihre psychischen und physischen Grundbedürfnisse sind aber durch die Drogen und durch den damit verbundenen »Beschaffungsstress« nicht gestillt. Damit wächst ihre Isolation und Perspektivelosigkeit, was sich auch in Resignation und Suizidabsichten äußert. Meist haben die Betroffenen keine tragfähigen sozialen Beziehungen mehr, kein Selbstvertrauen und kein Vertrauen zu anderen Menschen.

Arbeitsschwerpunkte

Im Mittelpunkt der Arbeit stehen Gesundheits- und psychosoziale Beratung durch mindestens zwei Fachkräfte und eine teilzeitliche ärztliche Präsenz.

Gesundheitsvorsorge

Um eine wirkungsvolle Aids-Prävention für diese Risikogruppe zu erreichen, werden sterile Spritzen und Präservative gratis abgegeben. Durch Sensibilisierung und Aufklärung wird einerseits versucht, einen möglichst hohen Schutz vor Infektionen zu bewirken. Andererseits soll durch pädagogische und betreuerische Einflußnahme ein verantwortungsvoller Umgang mit dem Spritzenmaterial sowie dessen verantwortungsvoller Entsorgung erreicht werden.

In einem speziellen Raum, der durch seine Kargheit und Funktionalität nicht zum Verweilen einlädt und sich so klar von der Cafeteria abhebt, können jeweils maximal 4 Personen unter Aufsicht und unter hygienisch einwandfreien Bedingungen ihre sauberen Spritzen benutzen.

Hauptaufgabe des jeweils eine Stunde pro Abend anwesenden Arztes ist die Gesundheitsberatung. Dazu müssen zunächst Berührungsängste abgebaut werden. Er führt aber auch Untersuchungen und kleinere Behandlungen durch oder überweist, wenn nötig, die Betroffenen an geeignete Institutionen.

Psychosoziales Angebot

Das psychosoziale Angebot besteht vor allem darin, kontinuierlich für die Besucher da zu sein, und damit den Aufbau und die Festigung sozialer Beziehungen zu fördern. Voraussetzung dafür ist, die Besucher dort »abzuholen« wo sie gerade sind, was der grundsätzlichen Akzeptanz ihrer momentanen, individuellen Realität entspricht.

Rahmenbedingungen

Räumlichkeiten

Benötigt werden ein großer Cafeteriaraum, ein Büro, ein Raum, in dem maximal 4 Personen gleichzeitig ihre Spritzen benutzen können sowie ein kleiner Lagerraum.

Die Einrichtung der Cafeteria und des Büros (das auch für ärztliche Kontakte zur Verfügung steht) soll modern, freundlich, gemütlich und zweckmäßig sein. Kargheit und Funktionalität kennzeichnen dagegen den Raum, in dem die Spritzen gesetzt werden.

Handel mit Drogen

Der mit der Drogenabhängigkeit einhergehende Handel wird in und vor dem Fixerraum nicht geduldet. Die Benutzer werden darauf hingewiesen. Die Mitarbeiter gehen gegen Dealer vor.

Wenn augenfällig wird, daß sich im »Gassenzimmer« unerfahrene junge Menschen aufhalten, werden diese im Interesse ihres Selbstschutzes hinausgewiesen.

Der Konsum von Alkohol ist nicht gestattet.

Öffnungszeiten

Beispielsweise Montag bis Sonntag von 17 bis 21 Uhr. Diese begrenzten Zeiten entsprechen dem Konzept des Fixerraums, der eine Begegnungsstätte (mit Treffpunktcharakter) sein will und da nicht zuletzt auch aus finanziellen Gründen keine längere Öffnung möglich war.

Personal

Es werden Frauen und Männer mit einer Ausbildung als Sozialarbeiter oder mit einer medizinisch-pflegerischen Grundausbildung angestellt. Alle Mitarbeiter sollen genügend Erfahrung in der Suchtarbeit aufweisen und sind an das Amts-, Berufs- und Arztgeheimnis gebunden.

Polizei

Ein wichtiges Anliegen ist es, daß sich die Präsenz der Polizei auf Streifenfahrten beschränkt. Innerhalb des Fixerraums sollte sie nur auf ausdrücklichen Wunsch des Mitarbeiterteams in Erscheinung treten. Im Rahmen von organisatorischen und betrieblichen Belangen ist jedoch ein Dialog sehr wichtig.

Öffentlichkeitsarbeit

Durch Informationsveranstaltungen und Gespräche im Umfeld des Fixerraums und den Medien wird der Dialog in einer offenen, informativen Art gesucht. Es sollte gelingen, Vorurteile und Ängste abzubauen und ein Klima der Toleranz und gegenseitiger Achtung zu schaffen.

Standort

Sehr wichtig ist, daß die Fixerräume nicht abgelegen, das heißt zum Beispiel in einer Gewerbezone ausserhalb der Stadt liegen, da sonst die Schwelle (Anfahrtsweg, schlechte Erreichbarkeit, Szenenferne) zu hoch gesetzt wird. Die bestehenden Fixerräume sind in der Schweiz in den städtischen Wohngebieten gelegen und somit relativ szenenah.

Das soziale Umfeld reagiert verständlicherweise nicht erfreut, jedoch konnte überall trotz Einsprachen eine Lösung gefunden werden. Sensible Punkte sind Schulhäuser, öffentlich stark frequentierte Gebäude und ähnliches. Manchmal mußten deshalb neue Standorte gesucht werden. Als positive Varianten erwiesen sich immer wieder Allmendgrundstücke, die nicht unmittelbar an stark bewohntes Gebiet anschließen. Wichtig ist aber auf alle Fälle eine sehr frühe Einbeziehung der Umgebung durch Informationen im Stadtteil und Öffentlichkeitsarbeit. Sinnvollerweise soll auch früh die örtliche Polizei einbezogen werden, da ohne klare Absprache eine kontraproduktive Situation entsteht.

Diversifizierte Drogenabgabe – Gedanken zur neuesten Entwicklung in der Schweiz

Wir hatten weiter oben das Thema Methadon darum so ausführlich dargestellt, weil eine verantwortungsbewußte, therapeutisch orientierte Methadonbehandlung einen wichtigen Stellenwert in einem möglichen Drogentherapiezentrum hat. Sind diese Voraussetzungen jedoch nicht mehr gegeben, wird das ganze Konzept fragwürdig. So explodierten in der Schweiz die Methadonabgabezahlen enorm, und allein in Zürich laufen um die 3000 Programme (die diesen Namen aber nicht mehr verdienen). Es kam zunehmend zu einer Medikalisierung, Methadon wurde breit gestreut und jeder, der es auch nur irgendwie wollte, bekam es. Damit sind wir heute weit entfernt von einer sinnvollen Handhabung des (ehemals therapeutisch orientierten) Methadonprogramms. Auch Fachleute haben resigniert und geben zuviel Methadon im Sinne der »harm reduction« ab. Viele Drogensüchtige mit denen wir es in den Therapie- und Behandlungseinrichtungen zu tun haben, konsumieren Drogen in polytoxikomaner Haltung und konsumieren Methadon meist als »Gratisbier« nebenbei.

Neu wird nun die Abgabe von Heroin diskutiert. Wiederum scheint es, als hätten vor allem die Politiker die Illusion, nun doch endlich das Richtige gefunden zu haben; Drogenfachleute bestärken sie nur zu oft darin und warnen sie nicht vor Illusionen. Heroinprogramme sind an und für sich nichts Schlechtes, doch man kann Drogensüchtigen keine Behandlung überstülpen, um dann das Problem im Griff zu haben. Nach wie vor gilt die Wichtigkeit einer sauberen Indikation. Was ist für welchen Süchtigen das adäquate Procedere? Heute stehen wir mit den Heroinversuchen dort, wo wir vor Jahren mit den Methadonprogrammen standen. Wiederum werden – wie oben ausführlich beschrieben – fast die gleichen Indikationskriterien angewendet, wie früher beim Methadonprogramm.

Warum aber jetzt die Versuche mit einer »diversifizierten Drogenverschreibung und Drogenabgabe«? Auch hier steht das Stichwort »harm reduction« im Mittelpunkt. Das heißt: die mit der Beschaffung und dem Konsum der Drogen verbundenen Probleme sollen verringert und möglicherweise beseitigt werden, nämlich diverse Infektionskrankheiten, Kriminalität, Prostitution und Verelendung jeglicher Art. Entsprechende Versuche in ein paar ausgewählten Schweizer Großstädten sollen nun zeigen, ob tatsächlich und in welchem Ausmaß eine Schadenminderung, eine »harm reduction«, eintritt. Neben der gewünschten Droge soll auch die Applikationsart frei gewählt werden können. Es sollen neben den Injektionen Methadon- oder Morphiumsirup, evtl. Morphium als Retard-Tablette, Sugaretten, Morpheretten zum Rauchen und kokainbasehaltige Zigaretten (Kokeretten) abgegeben werden. Kokainschnupfen und -spritzen bleiben vorerst ausgeschlossen. In einer Kontrollgruppe sollen die Versuchsteilnehmer orales Methadon im Programm ihrer Wahl, nämlich in der Apotheke, beim Arzt oder in einer Abgabestelle erhalten.

Doch auch solche Versuche werden nicht darüber hinwegtrösten können, daß zunehmend klar wird, daß das Drogenproblem nicht zu meistern ist. Ja man könnte sogar in der diversifizierten Drogenverschreibung eine Verzögerungstaktik sehen, welche die Behörden für die nächsten Jahre von weiteren drogenpolitischen Entscheidungen dispensiert. Allzu viele Fragen sind unklar: Wer selektioniert, um dieses schreckliche Wort zu gebrauchen, die Teilnehmer? Gibt es Kriterien für eine saubere Auswahl? Ist diese überhaupt möglich? Warum wird Morphin gegeben, aber kein Kokain, obwohl diese Droge eine immere größere Rolle spielt? Schließlich wird auch eine weitere wichtige Frage offen bleiben: die nach der Auswirkung auf den Drogenmarkt. Bei den kleinen Teilnehmerzahlen (in der Schweiz etwa 500) wird der illegale Drogenmarkt wohl kaum beeinflußt werden. Die Drogentherapeuten stehen auch hier vor einem Dilemma: Mitmachen bei einem nicht befriedigenden Versuch oder Absage an eine immerhin tendenziell liberalere Haltung.

Ausblick

R. Renggli

Drogenfachleute im Niemandsland

Der Drogentherapeut oder -berater ist ein Vermittler zwischen zwei sehr ungleichen Parteien. Eines unserer Probleme ist, daß wir irgendwo im Niemandsland stehen. Auf der einen Seite die Süchtigen, auf der anderen Seite diejenigen, die das Sagen haben. Für die Süchtigen repräsentieren wir einen Teil des Machtsystems, und für die Mächtigen sind wir ein Mittel zur Bekämpfung einer Seuche, der Drogensucht. Anerkennung finden wir mal auf dieser, mal auf jener Seite, je nachdem, wie wir uns polarisieren – doch unser Versuch, diese Polarität aufzuheben und alles auf einen Nenner zu bringen, ist von vornherein zum Scheitern verurteilt. Das Unwohlsein in dieser Arbeit, jedoch auch der Reiz, liegt im Zerrissensein zwischen zwei Welten, in der oft mangelnden Identifikation mit beiden Seiten, in der Unmöglichkeit, sich auf eine Seite zu schlagen, weil man dann seiner Aufgabe nicht gerecht wird, und im Aushalten des Spannungsfeldes zwischen diesen beiden Polen: der Versuch, am Rande unserer Gesellschaft zu arbeiten, vermittelnd zwischen einer Subkultur und unserer Gesellschaft.

Unsere Intention ist es, Süchtige aus einer Randgruppe wieder zu integrieren, zu resozialisieren, zu versuchen, ihnen, die oft den Sinn des Lebens nicht mehr sehen, einen Platz in unserem System zuzuweisen. Dies mit dem Wissen, daß sie durch ihre Vergangenheit lebenslänglich gestempelt sind und große Mühe haben werden, eine sinnvolle Arbeit und einen Platz zu finden, an dem sie sich wohlfühlen können. Eine schwierige Aufgabe in unserer in vielen Belangen sinnentleerten Konsumgesellschaft.

Auf der anderen Seite, bei den Etablierten, plädieren wir für Leute, die nicht zuletzt aus gesellschaftlichen

Gründen in die Sucht abgeglitten sind. Wir werben um Verständnis für soziale Außenseiter, die oft auf dem Scheiterhaufen der Ideologie als Hexen verbrannt werden, um von den dringenderen Problemen unserer Gesellschaft abzulenken. Der verstorbene Basler Psychiatrieprofessor Dieter Beck schrieb in seinem Buch »Krankheit als Selbstheilung«, daß jede Krankheit für das jeweilige Individuum ihren Sinn habe. Man könnte nun dieses Postulat, das vom einzelnen Menschen ausgeht, auf unsere Gesellschaft anwenden und postulieren, daß unsere kranke Gesellschaft sich mit der Krankheit Drogen selbst zu heilen versucht. Mit anderen Worten, daß sie ohne Drogen noch kränker wäre und durch die Bekämpfung der Drogensucht von anderen Problemen ablenken kann, die jedoch weit schwerer wiegen würden als das Drogenproblem und einer tiefergreifenden Sanierung unseres Systems bedürften. Um mit dieser Sanierung zu beginnen, müßten wir zuerst unser System in Frage stellen. Doch gerade wir Drogenforscher kranken daran, daß wir uns mit Lösungsversuchen auseinandersetzen, die unser System nicht oder kaum in Frage stellen.

Wir haben versucht, das Drogenproblem auf eine andere Art zu beleuchten. Viel einfacher wäre es gewesen, Zahlen aufzulisten, die gewohnten Pfade zu gehen und nicht nach neuen Wegen zu suchen. Auch wir wünschten, in Einklang zu stehen mit denen, die Prozentzahlen auflisten, wünschten, daß wir den Erwartungen der anderen entsprächen und daß aus solchem Konsens die Wahrheiten hervorgehen. Warum sind abweichende Vorstellungen schwierig? Ist es die Angst, sich zu exponieren? Wo liegt die Gefahr, wenn unkonventionelle Meinungen und Ideen geäußert werden, wenn der Diskurs wuchern würde und es keinen Konsens gäbe? Wäre diese Uneinigkeit nicht gerade heute vonnöten, weil nur aus solchen Dissonanzen Neues hervorgeht?

Anhang

Zeittafel

1773 Englische Kaufleute schmuggeln die erste Ladung indischen Opiums nach China. Ab 1780 beginnt die britische East India Company ihre Opiumproduktion in Indien auszuweiten und erzielt hohe Gewinne durch den Rauchopiumexport nach China. Opium wird zu einem wichtigen Finanzierungsinstrument im britischen Kolonialhandel.
1796 Die chinesische Regierung erneuert ein bereits 1729 erlassenes Opiumrauchverbot und ergänzt es 1800 durch ein Importverbot.
1804/05 Der Paderborner Apotheker F. W. Sertürner isoliert das wichtigste Alkaloid aus dem Rohopium und bezeichnet es in Anlehnung an den griechischen Gott des Schlafes und des Traumes als Morphin. Von 1827 an beginnt die Darmstädter Firma E. Merck & Co. mit der kommerziellen Herstellung von Morphium. Damit setzt ein Prozess ein, in dessen Verlauf Drogen zunehmend verwissenschaftlicht und ihre Produktion industrialisiert wird.
1839–42 Erster Opiumkrieg. Auf einen Versuch der chinesischen Regierung, das Opiumrauchen einzuschränken und den für England lukrativen Opiumhandel zu unterbinden, reagiert London mit einer militäri-

schen Intervention; das besiegte China mußte wichtige Häfen öffnen für den Handelsverkehr mit Europa.

1856 A. Wood verwendet erstmals die Methode der subkutanen Injektion zur Applikation von Morphium. Die (nach ihrem Erfinder benannte) Pravaz-Hohlnadelspritze stieg zu einem prestigeträchtigen Statussymbol für Ärzte auf.

1856–60 Zweiter Opiumkrieg. England erzwingt die Legalisierung und Besteuerung von Opium in China. In Europa und in den USA gewinnt eine (mittelständisch dominierte) Anti-Opium-Bewegung an Einfluß. Zunehmend wird das Opiumproblem in seiner universellen Dimension wahrgenommen.

1859/60 Der Göttinger Chemiker A. Niemann bezeichnet ein bereits seit 1855 bekanntes Koka-Alkaloid als *Kokain*.

1874 In London wird auf Initiative von Quäkern die SSOT (Society for the Suppression of the Opium Trade) gegründet. Diese Gesellschaft baut eine politische Opposition zum britisch-indischen Opiumhandel auf und entwickelt ein effizientes Lobbying. Auch der in vielen Ländern bei den Unterschichten verbreitete Konsum von billigen opiumhaltigen Heil- und Genußmitteln wird kritisiert. Die medizinische Wissenschaft beginnt stoffspezifische Suchtkonzepte (Morphiumsucht, Kokainsucht) zu entwickeln. Im selben Jahr stellt C. R. Wright im St. Mary's Hospital in London zum erstenmal *Diacetylmorphin* her.

1875 In San Francisco wird die erste Strafnorm der westlichen Welt gegen Opium erlassen. Sie richtet sich gegen das Opiumrauchen der chinesischen Arbeitsimmigranten, in denen man nach Beendigung der großen transkontinentalen Eisenbahnbauten eine unwillkommene Konkurrenz sieht. In den USA nimmt das sozialpsychologisch wirksame Feindbild einer »gelben Gefahr«

Konturen an. 1887 und 1909 (Opium Exclusion Act) verbieten weitere Gesetze den Chinesen die Einfuhr von Opium.

1895 Die britische Royal Commission on Opium Study bereist den ganzen Fernen Osten und kommt zum Schluß, das Opiumproblem sei dort nicht schwerwiegender als das Alkoholproblem in England; eine grundsätzliche Änderung der bisherigen Opiumpolitik dränge sich deshalb nicht auf.

1898 Die USA gelangen im Krieg mit Spanien in den Besitz der Philippinen und steigen zur neuen Hegemonialmacht im Pazifik auf. H. Dreser erfindet als Mitarbeiter der Firma Bayer & Co. erneut das *Diacetylmorphin*; als Medikament wird dieses mit dem Markennamen »Heroin« geschützt.

1900 In den USA läßt sich von nun an eine signifikante Veränderung der Drogenkonsummuster beobachten: an die Stelle der sozial integrierten Mittelstandskonsumenten von Morphium rücken desintegrierte Heroin und Kokain konsumierende Jugendliche in den Großstädten. Die medizinische Diskussion wird von einer repressiven Praxis überlagert; anstelle der Ärzte sind zunehmend Polizisten und Richter für das Drogenproblem zuständig.

1905 Eine amerikanische Opiumkommission, die ebenfalls ganz Südostasien bereist, kommt im Gegensatz zu ihrer englischen Vorläuferin zu alarmierenden Diagnosen.

1909 Auf Initiative der USA versammelt sich in Schanghai die Internationale Opiumkommission; diese verabschiedet neun Forderungen, die auf eine Kontrolle und Einschränkung des Handels mit Opium abzielen.

1911/12 Im niederländischen Haag beginnt auf Anregung der USA unter dem Präsidium von Bischof Brent die erste Opiumkonferenz, die das Fundament für die

Drogenprohibitionspolitik des 20. Jahrhunderts legt. Am 23. Januar 1912 verabschieden 13 Teilnehmerstaaten das Internationale Opium-Abkommen (IOA) vom Haag, das eine »allmähliche Unterdrückung des Mißbrauchs von Opium, Morphin, Kokain sowie solcher Verarbeitungen und Derivate dieser Stoffe, welche zu ähnlichen Mißbräuchen Anlaß geben können«, beabsichtigt. Das IOA enthält kein materielles Recht, sondern lediglich Empfehlungen. Es stellt indessen den Auftakt zum »symbolischen Kreuzzug« (so der amerikanische Soziologe J.R. Gusfield) gegen die Drogen dar. 1913 und 1914 finden zwei weitere Opiumkonferenzen in Haag statt.

1914 In den USA verbietet der Harrison Narcotic Act den freien Verkauf von Opiaten und Kokain.

1920 Aufgrund von Artikel 295 des Versailler Friedensvertrages und ähnlicher Bestimmungen in den Verträgen von St. Germain, Trianon und Neuilly ratifizieren weitere 24 Staaten das IOA.

1920 Die zweite und später die dritte Völkerbundsversammlung arbeiten Aktionspläne zur Verwirklichung der Zielsetzungen des Haager Abkommens aus. Der Drogengebrauch wird in die Illegalität abgedrängt, der Handel von kriminellen Syndikaten und vom organisierten Verbrechen übernommen.

1924/25 Im Rahmen des Völkerbundes finden in Genf zwei Opiumkonferenzen statt. Auf Vorschlag Englands, das bestrebt ist, die Aufmerksamkeit von den kolonialen Opiumproblemen auf die Alkaloidproduktion in den Industrieländern (vor allem Deutschland und in der Schweiz) hinzulenken, werden parallel zwei Konferenzen abgehalten, von denen sich eine mit China, die andere primär mit Europa befasst. Die USA machen den Vorschlag, die Herstellung und ärztliche Anwendung überhaupt zu verbieten, dringen jedoch gegen die französischen und englischen Ärzte, die im Heroin ein unabkömmliches Analgetikum sehen, nicht durch. Produktion und Export von Heroin werden jedoch einer strikten Kontrolle unterstellt, und immer mehr Länder ahmen das prinzipielle Heroinverbot der USA nach. Erstmals wird die Kontrolle von Betäubungsmitteln auf Cannabis ausgedehnt.

1929 Schaffung des Permanent Central Opium Board (später Permanent Central Narcotic Board).

1930 In den USA wird Cannabis als »Mörderkraut« und »Killerdroge« verfemt; 1937 unterzeichnet Roosevelt den Marihuana Tax Act.

1931 Die Limitation Convention definiert den Begriff »Betäubungsmittel« umfassender. Die legale Weltproduktion von Heroin geht stark zurück. In der Schweiz, die zwischen 1925 und 1929 mit 2 Tonnen jährlich die Weltrangliste anführte, betrug die Herstellung in den Jahren 1934–37 (nach den offiziellen Angaben) noch 34 kg pro Jahr.

1936 Ein weiteres Abkommen zur Unterdrückung des unerlaubten Verkehrs mit Betäubungsmitteln weitet die Straftatbestände aus und zielt auf deren Vereinheitlichung ab.

1938 Der Schweizer Chemiker Albert Hofmann synthetisiert bei Sandoz in Basel zum erstenmal *Lysergsäurediäthylamid* (LSD) auf der Basis von Mutterkorn; 1943 entdeckt er die psychedelische Wirkung dieser Substanz.

1948 Internationales Abkommen über die Kontrolle synthetischer Betäubungsmittel. Die Schweiz, die an einer engen Fassung des Drogenbegriffs festhält, tritt diesem Abkommen nicht bei.

1953 Im Protokoll von New York wird die Absicht festgehalten, der Betäubungsmittelhandel sei »an der Wurzel«, d. h. in den Produzentenländern, zu unterbinden.

1961 Die Single Convention (Einheitsabkommen) on Narcotic Drugs vom 30. März stellt das für die gegenwärtige rechtliche Diskussion der Drogenpolitik maßgebende und wichtigste Abkommen dar. Die Staaten, die diesen Vertrag abgeschlossen haben, verpflichten sich, Gewinnung, Herstellung, Ein- und Ausfuhr sowie Verteilung, Verwendung und Besitz von Suchtstoffen einer umfassenden Kontrolle zu unterwerfen und Verstöße gegen die Bestimmungen des Abkommens »vorbehältlich ihrer Verfassungsordnung« zu sanktionieren.
1963 Die WHO ersetzt den Begriff der Toxikomanie durch jenen der (physischen und psychischen) Drogenabhängigkeit.
1968 und folgende Jahre. Die 68er-Bewegung verbindet Gesellschaftskritik mit einem Kulturkampf gegen das Establishment; halluzinogene, allgemein bewußtseinserweiternde »Erfahrungsdrogen« spielen eine wichtige Rolle für den subkulturellen Underground und ermöglichen neue individuelle und kollektive Selbstdefinitionen. Seit den 70er Jahren bilden sich die Drogenszenen heraus.
1971 Die Convention on Psychotropic Substances unterzieht psychotrope Substanzen einer rechtlichen Regelung analog zum Einheitsabkommen von 1961. US-Präsident Nixon erklärt das Rauschgift zum »Staatsfeind Nr. 1«.
1972 Zusatzprotokolle zur Single Convention von 1961, in dem verschiedene Bestimmungen verschärft werden.
1975 Im Gleichschritt mit einer Intensivierung des »Krieges gegen die Drogen« in den Industrieländern weitet sich ein vom organisierten Verbrechen kontrollierter Anbau in den drei wichtigsten Produktionsregionen (Goldenes Dreieck, Goldener Halbmond, Lateinamerika) massiv aus. Die Drogenmärkte erreichen Ende

der 80er Jahre ein Umsatzvolumen von 300–500 Milliarden Dollar.

1988 Das Wiener Abkommen gegen den illegalen Handel mit Betäubungsmitteln sieht vor, auch den Handel mit und die Finanzierung von Drogen stärker zu kriminalisieren und zu kontrollieren.

1989 Durch einen Bundesgerichtsentschluß werden in der Schweiz erstmals die Finanzierung von Drogengeschäften und die Vermittlung der Finanzierung unter Strafe gestellt.

1990 Erklärung von Cartagena (Kolumbien). Da sich das Scheitern militärischer Drogenbekämpfungsstrategien in Drittweltländern abzeichnet, streben die USA die Unterstützung der Regierungen von Bolivien, Peru und Kolumbien für den War on drugs an; die entsprechenden Bestrebungen werden 1992 mit der »Erklärung von San Antonio« (Texas) fortgesetzt.

Drogenkompendium

Alkohol

Definition	Alkohol wird aus diversen Früchten (Trauben, Kirschen, Äpfeln etc.) oder Getreidesorten (Hopfen, Malz, Weizen) gewonnen und teilweise noch chemisch behandelt.
Herkunft	Alkohol wird in jedem Land (oft illegal) hergestellt.
Erhältlichkeit/ Preis	Alkohol ist fast überall erhältlich. Der Preis variiert sehr stark.
Andere Bezeichnung	Alk.
Aussehen	Je nach Getränk ist die Farbe unterschiedlich.
Gebrauch	Getränk.
Effekt der Drogeneinnahme	Im Rausch Kritik- und Urteilsschwäche, Selbstüberschätzung, Wahrnehmungsstörungen, Einschränkung des Blickfeldes. Häufig Wegfall der Hemmungen, Auftreten von Gewalttätigkeit oder Depression.

Physische Folgen bei Dauergebrauch	Wirkt als Gewebegift auf das gesamte Nervensystem (Auftreten von Lähmungen und Beeinträchtigung der Hirnleistung) sowie auf die Leber (Leberverhärtung), auf den Magen (Magengeschwür) und auf das Herz (Herzmuskelschäden).
Psychische Folgen bei Dauergebrauch	Im Vordergrund steht die suchtbedingte Wesensänderung, wobei der intellektuelle Abbau bis zu Zuständen eigentlicher Demenz gehen kann. Die Wahrscheinlichkeit dieser Folgen ist individuell verschieden, aber grundsätzlich umso größer, je mehr und je häufiger konsumiert wird. Als Folgen chronischen Alkoholismus können auftreten: Delirium tremens (sog. Säuferwahnsinn), dauernde Sinnestäuschungen, Eifersuchtswahn u. a. Sie sind zum Teil unter Abstinenz wieder heilbar.
Soziale Auswirkungen	Bei einer suchtbedingten Wesensänderung kommt es häufig zu schwerwiegenden sozialen Auswirkungen mit beruflichem Abstieg bis zur langfristigen Hospitalisierungsbedürftigkeit. Außerdem führt der chronische Alkoholismus vermehrt zu Unfällen, Krankheitsanfälligkeit, Beziehungsstörungen usw.
Symptome der Überdosierung	Störungen im Bereich der Kreislaufregulation, auch Störungen des Gleichgewichtssinnes und des Sprech-

	vermögens. Bei höherer Dosierung Tod durch Atemlähmung.
Suchtgefahr	Da Alkohol überall und leicht zu erhalten ist und sein Konsum von der Gesellschaft nicht geächtet wird, dient Alkohol oft als legaler »Seelentröster«. Wer Geschmack an dieser Art der Konfliktbewältigung findet, kann sehr schnell psychisch und physisch abhängig werden.
Sonstige Gefahren	Bei Alkoholkonsum besteht große Unfallgefahr, sowohl im Straßenverkehr als auch am Arbeitsplatz. Da bei Abhängigkeit nur noch mit Alkohol das Tagespensum bewältigt werden kann, droht schleichende Isolation. Die Tendenz zu Selbstmord ist unter Alkoholikern besonders hoch.

Nikotin

Definition	Als Grundstoff werden die Blätter der Tabakpflanze verwendet, welche je nach gewünschter Geschmacksrichtung mit Aromastoffen behandelt werden.
Herkunft	Rund 50 Länder aus allen vier Erdteilen produzieren und exportieren Tabak zur Herstellung von Zigaretten, Zigarren und Pfeifentabak.
Erhältlichkeit/ Preis	Tabakwaren sind fast überall erhältlich und relativ billig.

Andere Bezeichnung	Zigis, Glimmstengel, Lungentorpedo, Lungenbrot, »Frosch«.
Aussehen	Die Tabakkrümel sind von bräunlich bis schwarzer Farbe und riechen je nach Sorte und Parfümierung durch den Produzenten verschieden.
Gebrauch	Tabak wird meistens geraucht, kann aber auch geschnupft oder gekaut werden.
Effekt der Drogeneinnahme	Leicht stimulierende Wirkung, erst bei höheren Dosen dämpfend, mit Verminderung der Aufmerksamkeit und Konzentration.
Physische Folgen bei Dauergebrauch	Chronische Schleimhautreizungen im Rachen- und Lungenbereich, damit erhöhte Anfälligkeit bei Infektionen (Bronchitis) und Lungenkrebs. Schädigung der Blutgefäßwände und Durchblutungsstörungen können zur Zerstörung von Gewebe und ganzen Organen führen (Raucherbein, Herzinfarkt).
Psychische Folgen bei Dauergebrauch	Rauchzwang bis hin zum Kettenrauchen.
Soziale Auswirkungen	Soziale Folgen wegen körperlicher Minderleistung und eventueller Invalidität.
Symptome der Überdosierung	Verminderte Leistungsfähigkeit und erhöhte Ermüdbarkeit bei chronischem Mißbrauch. Beeinträchtigung der

	Sauerstoffversorgung vor allem im Gehirn und am Herz. Bei Überdosierung Krämpfe, denen Atemlähmung folgen kann (durch normale Inhalation nicht möglich).
Suchtgefahr	Die Gefahr, von Tabakwaren körperlich und psychisch abhängig zu werden, ist ziemlich groß. Vor allem die psychische Abhängigkeit zu durchbrechen ist sehr schwierig.
Sonstige Gefahren	Da durch den Tabakkonsum die Sauerstoffversorgung der Gewebe und Organe massiv beeinträchtigt wird, können die Arterien im Verlauf der Jahre verengen, was zum bekannten Raucherbein oder gar zum Herzinfarkt führen kann. Außerdem leiden viele Raucher und Raucherinnen unter chronischem Raucherhusten.

Opiate (Morphium, Kodein, Heroin, Methadon)

Definition	Die Opiate werden aus dem getrockneten Saft der unreifen Kapsel des Schlafmohns hergestellt. Natürliche Opiumabkömmlinge: Morphin, Kodein. Heroin ist eine halbsynthetische und Methadon eine synthetische Verbindung.
Herkunft	Opiate werden im vorderen Orient, vor allem in der Türkei sowie im Goldenen

	Dreieck (Burma, Laos, Thailand) produziert.
Erhältlichkeit/ Preis	Heroin als heute wichtigstes Opiat kann sowohl in einschlägig bekannten Szenen als auch in den Anbaugebieten direkt gekauft werden. 300 bis 700 Franken kostet in der Schweiz ein Gramm Heroin. Für einen Rausch werden durchschnittlich 0,1 bis 0,3 Gramm benötigt. Auf dem Schwarzmarkt ist praktisch nur gestreckter, unreiner Stoff erhältlich.
Andere Bezeichnung	Junk, Aeitsch (von engl. »H«), Stoff, Sugar.
Aussehen	Die Farbe und Konsistenz des eigentlichen weißen, kristallinen Heroin-Pulvers hängt sehr stark davon ab, womit es vermischt (»gestreckt«) wurde. Dazu dient zum Beispiel Talk, Waschpulver, Mehl oder Puderzucker.
Gebrauch	Heroin wird meist in die Arme oder unter die Zunge gespritzt. Seltener wird es geraucht oder geschnupft (»gesnifft«), da dafür mehr Heroin nötig ist, um dieselbe Wirkung wie beim Spritzen zu erreichen. Heroin wird oft mit Kokain, dem Schmerzmittel Rohypnol u. ä. vermischt konsumiert, da dies die Wirkung verstärkt. Neu wird auch das Folienrauchen propagiert, um das Injizieren zu umgehen.

Effekt der Drogeneinnahme	Plötzlich einschießendes Wohlgefühl (Euphorie). Bei Abhängigen wird häufig nur noch ein Abklingen der Entzugserscheinungen erreicht. Bei höherer Dosierung Schläfrigkeit und Benommenheit.
Physische Folgen bei Dauergebrauch	Allgemeine Verminderung der körperlichen Abwehrkräfte, vor allem gegen Infektionskrankheiten. Hingegen keine systematische Zerstörung bestimmter Organsysteme. Vor allem wenn Opiate intravenös gespritzt werden, kann es durch unsteriles Vorgehen und durch unkontrollierte Beimischungen oft zu Verstopfung von Blutgefäßen, Schock durch körperliche Abwehrreaktion sowie zu schweren Leberentzündungen (Hepatitis) und zur HIV-Infektion kommen.
Psychische Folgen bei Dauergebrauch	Relativ rasch eintretende suchtbedingte Wesensveränderung. Ausgeprägte Beeinträchtigung durch körperliche und psychische Entzugserscheinungen, die auftreten, sobald die gewohnte Morphinwirkung ausbleibt.
Soziale Auswirkungen	Verhältnismäßig häufig sind – mitunter in schwerstem Ausmaß – soziale Verwahrlosungserscheinungen. Die Beschaffungs- und Begleitkriminalität, die Prostitution, die den Nachschub des Stoffs sichern soll, hängt in erster Linie mit den hohen Preisen und der Illegalität der Droge zusammen.

Symptome der Überdosierung	Hauptgefahren sind lähmende Wirkungen auf das Atemzentrum, die – je nach Dosis – tödlich sein können. Auch Lungenschädigungen werden beschrieben.
Suchtgefahr	Wem die Wirkung zusagt und wer sich weiterhin Heroin spritzt, kann sehr schnell psychisch und physisch abhängig werden.
Sonstige Gefahren	»Heroinbabys« kommen je nach Drogenkonsum der Mutter mit schweren Entzugssymptomen zur Welt.

Kokain

Definition	Kokain wird aus den Blättern der Kokapflanze gewonnen. Kokain wird auch mit anorganischen Substanzen (Backpulver, Ammoniak, Salmiak) und organischen Lösungsmitteln (Äther, Chloroform) gelöst und umgewandelt und heißt dann Crack und Free Base.
Herkunft	Die Koka wird vorwiegend in Südamerika angepflanzt und das Kokain vor Ort hergestellt. Free Base und Crack lassen sich überall herstellen. Neu auch Designer Drogen (»Ecstasy«).
Erhältlichkeit/ Preis	Kokain kann verhältnismäßig einfach in der einschlägig bekannten Szene beschafft werden. Ein Gramm Kokain kostet in der Schweiz etwa 350 Franken.

Diese Menge reicht aus, um sich etwa 3- bis 4mal zu betäuben. Kokain, das zur Herstellung von Free Base und Crack verwendet wird, muß sehr rein sein und ist dementsprechend teuer.

Andere Bezeichnung	Schnee, Koks, »C«, White Stuff.
Aussehen	Kokain ist ein weißes, flockig-kristallines Pulver.
Gebrauch	Das Koks wird meist in pulverisierter Form mittels eines Röhrchens in die Nasenlöcher gesogen. Es wird aber auch mit Tabak vermischt geraucht, oder in Wasser aufgelöst gespritzt. Free Base und Crack werden meist in einer Wasserpfeife geraucht, da so der Rauchverlust geringer ist.
Effekt der Drogeneinnahme	Bei mäßiger Dosierung tritt nach der Einnahme ein angenehm angeregter Zustand ein. Bei höheren Dosen sind Erregung, Verwirrtheitszustände sowie Sinnestäuschungen möglich.
Physische Folgen bei Dauergebrauch	Abnahme der körperlichen Abwehrkräfte und Leistungsfähigkeit, Schädigung von Nasenschleimhaut und Nasenscheidewand (durch Schnupfen des Stoffes).
Psychische Folgen bei Dauergebrauch	Suchtbedingte Veränderungen der Persönlichkeit sind häufig und treten relativ rasch auf. Chronische Vergiftungspsychosen kommen vor.

Soziale Auswirkungen	Soziale Folgeerscheinungen sind vor allem die Auswirkungen der verminderten Konzentrations- und Leistungsfähigkeit, aber auch des verminderten Verantwortungs- und Pflichtgefühls. Gelegentlich kommen auch Verwahrlosungserscheinungen und Erwerbsunfähigkeit vor.
Symptome der Überdosierung	Im Fall akuter Vergiftung ist bei Überdosierung Tod durch Atemlähmung möglich. Bei geringer Dosierung können Störungen des Blutdrucks und der Atmung sowie Krampfanfälle auftreten.
Suchtgefahr	Gefahr einer psychischen Abhängigkeit; keine körperliche Abhängigkeit. Es wird angenommen, daß das Rauchen von Free Base oder Crack schneller süchtig machen als das Fixen von Kokain.
Sonstige Gefahren	Bei andauerndem Sniffen und Rauchen können die Geruchssinne verkümmern. Außerdem leiden chronische Koks-Konsumenten (mehr als 7 Gramm pro Woche) oft unter Halluzinationen, Paranoia und Depressionen. Dringend abgeraten muß von der Einnahme des Kokains während der Schwangerschaft: Kindesmißbildung droht.

Amphetamine (Aufputschmittel)

Definition	Amphetamine werden synthetisch hergestellt (Predulin, Pervitin, Captagon etc.)
Herkunft	Amphetamine werden sowohl legal als auch illegal überall auf der Welt hergestellt.
Erhältlichkeit/ Preis	Erhältlich sind Amphetamine auf dem Schwarzmarkt. Sie werden aber auch zur Leistungssteigerung, gegen Antriebslosigkeit, vor allem bei Betagten, eingesetzt und mißbräuchlich gegen Abmagerung, sie können somit in Apotheken gekauft werden. Der Preis ist unterschiedlich, meist kostet Amphetamin nur wenige Mark.
Andere Bezeichnung	Speed, Up-pills, Peps.
Aussehen	Amphetamine werden sowohl pulverförmig als auch in Tablettenform gehandelt.
Gebrauch	In Tablettenform wird das Amphetamin geschluckt. In Pulverform wird es oft mit Wasser vermischt und dann auf eine Trägersubstanz (Filz, Papierstückchen u. ä) geträufelt, bevor es geschluckt wird.
Effekt der Drogeneinnahme	Folgen sind Antriebssteigerung und Anregung, vorübergehende Leistungssteigerung und verminderte Ermüdbarkeit. Unrast, Erregung, Zustände

	der Verwirrung und Sinnestäuschungen können auftreten.
Physische Folgen bei Dauergebrauch	Abnahme der Leistungsfähigkeit und der körperlichen Abwehrkräfte.
Psychische Folgen bei Dauergebrauch	Starke suchtbedingte Wesensveränderungen sind nicht selten. Risiko langdauernder Zustände von Verfolgungswahn, die unter Abstinenz zurückgehen können.
Soziale Auswirkungen	Bei einem ausgeprägten Suchtverhalten besteht das hohe Risiko von sozialer Verwahrlosung infolge verminderter Leistungsfähigkeit, Reizbarkeit oder Gleichgültigkeit.
Symptome der Überdosierung	Veränderung von körperlichen Funktionen (u. a. Blutdruckerhöhung, Temperaturerhöhung), bei höherer Dosierung (starke individuelle Unterschiede) auch Krampfanfälle oder Tod.
Suchtgefahr	Amphetamine können bei Mißbrauch eine starke psychische Abhängigkeit hervorrufen.
Sonstige Gefahren	Um die paradoxe Wirkung der Amphetamine lindern zu können, greifen die Abhängigen oft zu einem weiteren Medikament und geraten so in einen Teufelskreis.

Cannabis

Definition	Als Haschisch wird das Harz aus dem indischen Hanf (Cannabis) bezeichnet, als Marihuana die getrockneten, weiblichen Blätter derselben Pflanze und als Haschischöl die aus dem Haschisch gepreßte Flüssigkeit.
Herkunft	Die Cannabisprodukte stammen aus dem vorderen und mittleren Orient (Libanon, Afghanistan) sowie aus Nordafrika (Marokko).
Erhältlichkeit/ Preis	Alle drei Cannabis-Produkte sind an einschlägig bekannten Orten erhältlich. Ein Gramm Haschisch kostet in der Schweiz rund 10 Franken. Wesentlich billiger ist das Marihuana, für das etwa 5 bis 6 Franken pro Gramm verlangt wird. Am teuersten ist das Haschischöl: Bis zu 25 Franken kostet hier das Gramm.
Andere Bezeichnung	Haschisch: Shit, Hasch, Khif, Grüner, Roter, Schwarzer (die Farben bezeichnen die Tönung des Haschisch und geben die ungefähre Wirkungsstärke an). In der Schweiz: Bolle. Marihuana: Gras, Pot, Tee, Laub, Schweizer Gras.
Aussehen	Haschisch wird meist als gepreßte Platte oder Stange, manchmal auch als Klumpen angeboten. Es ist von dunkelbrauner, rötlicher, grünlicher oder schwarzer Farbtönung. Haschisch riecht würzig und ist klebrig. Marihuana riecht würzig und wird in

Gebrauch	getrockneter Form gehandelt. Die Blätter sind grün. Rund 0,3 Gramm Haschisch werden mit Tabak vermischt und dann als Zigarette (Joint, Tüte, »Gugge«) oder aus einer Art Pfeife (Böngli, Lömmli) geraucht. Der Rauch wird möglichst lange in der Lunge behalten. Haschisch wird auch mit Teig vermischt und daraus werden die sogenannten »Hasch-Gutzi« hergestellt. Haschischöl wird auf eine herkömmliche Zigarette geträufelt und dann geraucht. Das Öl ist etwa 10- bis 20mal stärker als das Haschisch in gepreßter Form.
Effekt der Drogeneinnahme	Wohlig entspannende Wirkung. Bei höherer Dosierung oder bei entsprechenden Dispositionen kann es zu Wahrnehmungsverzerrung, Fehlleistungen, auch ängstlichen Erregungszuständen kommen. Vorübergehender Verfolgungswahn möglich.
Physische Folgen bei Dauergebrauch	Die bekannten Raucherschäden, vor allem Störungen der Lungenfunktion, chronische Bronchitis und Lungenkrebs. Über sonstige schädliche Auswirkungen ist noch nichts Sicheres bekannt.
Psychische Folgen bei Dauergebrauch	Suchtbedingte Veränderungen der Persönlichkeit sind möglich, um so eher, je häufiger in je konzentrierterer Form Cannabis konsumiert wird.

Soziale Auswirkungen	Unerwünschte soziale Folgen sind eher Ausnahme. Inwieweit es sich dabei um eine direkte Folge des Cannabiskonsums handelt und inwieweit um eine Folge der gesellschaftlichen Reaktion auf diesen Konsum, ist umstritten.
Symptome der Überdosierung	Abhängig von Dosierung und Konzentration des Wirkstoffs mehr oder weniger geringfügige Störung im Bereich der Herztätigkeit oder des Magen-Darm-Bereichs, Reizung der Bronchialschleimhaut. Keine Lebensgefährdung belegt.
Suchtgefahr	Die Cannabisprodukte können bei massivem Konsum zu seelischer Abhängigkeit führen, kaum körperliche Abhängigkeit.
Sonstige Gefahren	Da es noch nach Tagen zu einem plötzlichen Rückfall in den Rausch kommen kann, besteht nach dem Konsum von Cannabisprodukten erhöhte Gefahr von Arbeits- und Verkehrsunfällen.

LSD

Definition	LSD ist die Abkürzung für Lysergsäurediäthylamid. Die Droge gehört zu den Halluzinogenen, wie auch Psilocybin und Meskalin. Ursprünglich wurde LSD aus dem von einem Pilz befallenen Roggenkorn hergestellt.

	Heute wird es auf synthetischem Weg produziert.
Herkunft	LSD wird weltweit in eigens dafür eingerichteten »Labors« hergestellt.
Erhältlichkeit/ Preis	LSD ist an einschlägig bekannten Orten erhältlich. Es wird allerdings nur noch selten hergestellt. Was heute als LSD verkauft wird, ist oft ein Gemisch aus den verschiedensten Chemikalien und Medikamenten. Ein LSD-Trip kostet in der Schweiz etwa 15 bis 25 Franken.
Andere Bezeichnung	Trip, Acid, Peace, Angel Dust.
Aussehen	LSD ist ein weißes bis beiges kristallines Pulver und wird in Tablettenform verkauft. Oft wird es auch in Wasser aufgelöst und dann auf ein Stück Filz, Löschpapier oder Zucker geträufelt.
Gebrauch	LSD wird im »Normalfall« in einer Dosis von 0,02 bis 0,15 mg geschluckt.
Effekt der Drogeneinnahme	Die Folgen sind Veränderungen der Wahrnehmung, des Raum-Zeit-Erlebens. Panikzustände und völlige Fehleinschätzung der Situation, etwa Verfolgungsideen oder Größenwahn, kommen vor.
Physische Folgen bei Dauergebrauch	Spezifische körperliche Schäden sind nicht bekannt.

Psychische Folgen bei Dauergebrauch	Die Ausbildung einer suchtbedingten Wesensveränderung ist bei der derzeitigen Verwendungsart selten.
Soziale Auswirkungen	Unerwünschte soziale Folgeerscheinungen werden sehr selten beobachtet.
Symptome der Überdosierung	Keine sicheren körperlichen Folgen der akuten LSD-Vergiftung bekannt.
Suchtgefahr	Psychische Abhängigkeit möglich; körperliche Abhängigkeit nicht bekannt.
Sonstige Gefahren	Horrortrips können sich nach Wochen wiederholen, ohne daß die Droge erneut eingenommen wurde. Oft bringt LSD psychische Konflikte mit großer Wucht an die Oberfläche, was zu Dauerpsychosen führen kann. Da heute ein Gemisch von Substanzen als LSD verkauft wird, besteht große Vergiftungsgefahr. Nicht unerheblich ist auch die Unfallgefahr durch Selbsttäuschung (»Ich kann fliegen«).

Schnüffelstoffe

Definition	Zu den Schnüffelstoffen gehören alle Produkte, in denen Lösungsmittel enthalten sind (Leim, Benzin, Verdünner etc.).
Herkunft	Schnüffelstoffe werden überall hergestellt.
Erhältlichkeit/ Preis	Die Schnüffelstoffe können in jedem Laden gekauft werden, der mit Lö-

sungsmitteln und ähnlichen Produkten handelt. Der Preis variiert je nach Produkt.

Aussehen	Schnüffelstoffe sehen je nach Produkt verschieden aus.
Gebrauch	Meist werden die Stoffe wie Leim, Benzin oder Verdünner in einen Plastiksack abgefüllt, der dann fest an Nase und Mund gepreßt wird. Durch tiefes Einatmen gelangen die giftigen Dämpfe in den Organismus.
Physische Folgen bei Dauergebrauch	Schon nach der ersten Einnahme beginnt das Herz stark zu klopfen. Reizerscheinungen wie Übelkeit und Erbrechen können die Fortsetzung bilden. Beim weiteren Einatmen sind Erregungszustände, lallende Sprache, Gang- und Sehstörungen zu erwarten. Bei chronischem Konsum von Schnüffelstoffen sind Veränderungen des Gehirns sowie Nieren- und Lebererkrankungen festgestellt worden.
Psychische Folgen bei Dauergebrauch	Nach der Einnahme können bereits die ersten Erscheinungen wie Bewegungsstörungen sowie Halluzinationen auftreten. Die Stimmung reicht dann von euphorisch bis gereizt oder enthemmt. Die Dauer dieser Erscheinungen variiert je nach Giftkonzentration oder eingeatmeten Dämpfen zwischen wenigen Sekunden und einer halben Stunde.

Soziale Auswirkungen	Siehe Cannabis.
Symptome der Überdosierung	Sehr heterogene Stoffklasse, keine einheitlichen Symptome.
Suchtgefahr	Nach längerem Einnehmen der Schnüffelstoffe kann es zu starker psychischer Abhängigkeit kommen.
Sonstige Gefahren	Da diverse Stoffe zum Verlust des Bewußtseins führen können, besteht bei der Praxis »Sack über den Kopf und dann schnüffeln« große Erstickungsgefahr, auch Lädierung der Atemwege je nach Stoff können vorkommen.

Barbiturate

Definition	Chemisch hergestellte Schlafmittel.
Herkunft	Chemische Industrie.
Erhältlichkeit/ Preis	Siehe Tranquilizer.
Andere Bezeichnung	Medis.
Aussehen/ Gebrauch	Tabletten, Kapseln, Zäpfchen
Effekt der Drogeneinnahme	Müdigkeit bis Schlaf, bei Gewöhnung oder bei Wirkungsumkehr Überwachheit und Enthemmung; Rauschzustände mit erhöhter Fremd- und Selbstgefährdung; Verminderung der Konzentration, Einschränkung der Wahrnehmung und der Reaktionsfähigkeit.

Physische Folgen bei Dauergebrauch	Nicht selten Gleichgewichts- und Sprechstörungen. Auch möglich sind Leberfunktionsstörungen und Knochenmarksschädigungen mit Blutveränderungen.
Psychische Folgen bei Dauergebrauch	Das hohe Abhängigkeitspotential führt verhältnismäßig häufig und rasch zu suchtbedingter Wesensveränderung: Gleichgültigkeit, Interesselosigkeit, Leistungseinbuße. Im Entzug kommt es oft zu Verwirrungszuständen.
Soziale Auswirkungen	Bei einer suchtbedingten Wesensveränderung kommt es zu entsprechenden sozialen Folgen mit Verlust der Erwerbsfähigkeit.
Symptome der Überdosierung	Dämpfung des zentralen Nervensystems, bei höherer Dosis stark einschläfernde Wirkung. Überdosierungen führen zu Atemlähmung und Tod, auch zu langdauernden Lähmungen.
Suchtgefahr	Beim chronischen Gebrauch deutliche psychische und physische Abhängigkeitsgefahr.
Sonstige Gefahren	Alkohol potenziert die Wirkung; Reaktionsfähigkeit herabgesetzt (Straßenverkehr!). Erinnerungsschwierigkeiten können auftreten bei hoher Dosierung. Schwangerschaft gefährdet!

Tranquilizer

Definition	Chemisch hergestelltes Beruhigungsmittel.
Herkunft	Chemische Industrie.
Erhältlichkeit/ Preis	Beim Hausarzt, in Apotheken meist gegen Rezept und in einschlägig bekannten Szenen erhältlich. Der Preis für die Medikamente variiert je nach Produkt und Rezeptpflichtigkeit sehr stark.
Andere Bezeichnung	Medis.
Aussehen/ Gebrauch	Tabletten, Kapseln, Zäpfchen.
Effekt der Drogeneinnahme	Bei therapeutischer Dosierung Lösung von Verkrampfung und Verstimmung; Schlafanstoß; bei höherer Dosierung Störung von Konzentration und Reaktionsfähigkeit.
Physische Folgen bei Dauergebrauch	Störungen im Bereich der vegetativen Regulation möglich (Schwindel, Verstopfung u. a .).
Psychische Folgen bei Dauergebrauch	Durch Sucht bedingte Wesensveränderungen kommen vor.
Soziale Auswirkungen	Alle sozialen Folgeerscheinungen suchtbedingter Wesensveränderung einschließlich Verwahrlosungszuständen sind möglich.

Symptome der Überdosierung	Vor allem in höheren Dosen erfolgt eine dämpfende Wirkung auf das Zentralnervensystem; bei Überdosierung tritt Tod durch Atemlähmung ein.
Suchtgefahr	Im Vordergrund Gefahr der psychischen Abhängigkeit. Körperliche Abhängigkeit bis zu einem gewissen Grad.
Sonstige Gefahren	Siehe Barbiturate.

Literatur

Einen Überblick geben

Scheerer S., Vogt I. (Hrsg.), Drogen und Drogenpolitik. Ein Handbuch. Frankfurt a. M., New York 1989.
Völger G. (Hrsg.), Rausch und Realität. Drogen im Kulturvergleich. 3 Bde. Köln 1981; reprint Reinbek 1982.

Untersuchungen zu verschiedenen Aspekten

Amendt G., Sucht, Profit, Sucht. Reinbek 1990.
Amendt G., Die Droge – Der Staat – Der Tod. Auf dem Weg in die Drogengesellschaft. Hamburg 1992.
Arlacchi P., Mafiose Ethik und der Geist des Kapitalismus. Die unternehmerische Mafia. Frankfurt a. M. 1989.
Ashbury H., The Underworld of Chicago. London 1942.
Ashbury H., An Informal History of Prohibition. New York 1950.
Aspiazu R.B., Die weisse Ader. Coca und Kokain in Bolivien. Zürich 1989.
Austin G., Die europäische Drogenkrise des 16. und 17. Jahrhunderts. In: G. Völger (Hrsg.) Rausch und Realität, Bd. 1, 1982, S. 115–133.
Ball D.U. (Hrsg.), Kaffee im Spiegel europäischer Trinksitten. Zürich 1991.
Bally Y.C., Ross A., The Effectiveness of Methadone Maintenance Treatment. Berlin, Heidelberg 1991.
Barrows S., Robin R. (Hrsg.), Drinking. Behavior and Belief in Modern History. Berkeley, Los Angeles, Oxford 1991.

Battegay R., Vom Hintergrund der Süchte. Bern 1978.
Baudelaire C., Les paradis artificiels, (Paris 1860); Die künstlichen Paradiese. Nach der Übersetzung von M. Bruns, bearbeitet von W. Hess, Hamburg 1964.
Becker H.S., Außenseiter. Zur Soziologie abweichenden Verhaltens. Frankfurt a. M. 1973.
Behr H.G., Weltmacht Droge. Das Geschäft mit der Sucht. München 1985.
Behr H.G., Von Hanf ist die Rede. Kultur und Politik einer Droge. Basel 1982.
Behr H.G., Juhnke A. (Hrsg.), Drogenpolitik in der BRD. Reinbek 1985.
Bennett L.A., Ames G. (Hrsg.), The American Experience with alcool: contrasting cultural perspectives. New York, London 1985.
Bensussan I.J., L'opium. Considérations générales et études économiques, sociales et législatives. Paris 1946.
Beringer K., Der Mescalinrausch. Berlin 1927 (reprint Berlin, Heidelberg, New York 1969).
Berridge V., Griffith E., Opium and the People. Opiate Use in Nineteenth-Century England. London, New York 1981.
Blum R.H., Society and Drugs. San Francisco 1970.
Böker W., Nelles J. (Hrsg.), Drogenpolitik wohin? Sachverhalte, Entwicklungen, Handlungsvorschläge. Bern 1991.
Bossong H. et al. (Hrsg.), Sucht und Ordnung. Frankfurt a. M. 1983.
Bossong H., Stöver H. (Hrsg.), Methadonbehandlung. Ein Leitfaden. Campus Verlag, Frankfurt a. M. New York 1992
Braudel F., Sozialgeschichte des 15. bis 18. Jahrhunderts. Aufbruch zur Weltwirtschaft. Zürich 1988.
Brecher E., Licit and Illicit Drugs. Boston, Toronto 1972.
Caballero F., Droit de la drogue. Paris 1989.
Camporesi P., Das Brot der Träume. Hunger und Halluzinationen im vorindustriellen Europa. Frankfurt a. M., New York 1990.
Castel F. et al., Psychiatrisierung des Alltags. Frankfurt a. M. 1982.
Christie N., Kettil B., Der nützliche Feind. Die Drogenpolitik und ihre Nutzniesser. Bielefeld 1991.
Christlieb T., Der indobritische Opiumhandel und seine Wirkungen. Gütersloh 1878.

Coleridge S.T., Kubla Khan & Pains of Sleep. Oxford, New York 1991; (Erstveröffentlichung 1816).
Conte Corti E.C., Geschichte des Rauchens: »Die trockene Trunkenheit«. Frankfurt a. M. 1986.
Courtwright D.T., Dark Paradise. Opiate Addiction in America before 1940. Cambridge/Mass. 1982.
De Quincey T., Bekenntnisse eines englischen Opiumessers. Suspiria de Profundis. München 1965; (Erstveröffentlichung 1822: Confessions of an English Opium-Eater; 1845: Suspiria de profundis).
De Ridder M., Heroin. Geschichte einer pharmazeutischen Spezialität. Berlin 1990 (Mikroficheausgabe).
Domic Z., L'Etat cocaïne. Science et politique de la feuille à la poudre. Paris 1992.
Duerr H.P., Traumzeit. Über die Grenze zwischen Wildnis und Zivilisation. Frankfurt a. M. 1985.
Du Pont R.L. et al. (Hrsg.), Handbook on drug abuse. Washington 1979.
Ehrenberg A., Mignon P. (Hrsg.), Drogues. Politique et société. Paris 1992.
Eisenlohr L., International Narcotic Control. London, Wokin 1934.
Elias N., Über den Prozess der Zivilisation. Soziogenetische und psychogenetische Untersuchungen. 2 Bde. Frankfurt a. M. 1977.
Enzensberger H.M., Chicago-Ballade. Modell einer terroristischen Gesellschaft. In: Enzensberger H. M. Politik und Verbrechen. Frankfurt a. M. 1964, S. 95-137.
Fahrenkrug W.H. (Hrsg.), Zur Sozialgeschichte des Alkohols in der Neuzeit Europas. Drogalkohol Nr. 3/86.
Fahrenkrug W.H., Alkohol, Individuum und Gesellschaft. Zur Sozialgeschichte des Alkoholproblems in den USA. Frankfurt a. M., New York 1984.
Gelpke R., Vom Rausch im Orient und Okzident. Stuttgart 1966.
Gossop M., Living with Drugs. London 1982.
Gross W., Sucht ohne Drogen. Arbeiten, Spielen, Essen, Lieben... Frankfurt a. M. 1990.
Grözinger G. (Hrsg.), Recht auf Sucht. Drogen, Markt, Gesetze. Berlin 1991.
Gusfield J.R., Symbolic Crusade: Status Politics and the American Temperance Movement. Urbana 1963.

Harding G., Opiate Addiction, Morality and Medicine. From Moral Illness to Pathological Disease. New York 1988.
Harding W.M., Kontrollierter Heroingenuß – ein Widerspruch aus der Subkultur gegenüber herkömmlichem kulturellem Denken. In: Rausch und Realität, Bd. 3, 1982, S. 1217–1231.
Hartwich C., Die menschlichen Genußmittel. Ihre Herkunft, Verbreitung, Geschichte, Anwendung, Bestandteile und Wirkung. Leipzig 1911.
Hayter A., Opium and the Romantic Imagination, Addiction and Creativity in De Quincey, Coleridge, Baudelaire and Others. Wellingborough 1988 (Erstveröffentlichung 1968).
Heeger E.F., Poethke W., Papaver somniferum L. Der Mohn. Berlin 1947.
Hess H., Rauchen. Geschichte, Geschäfte, Gefahren. Frankfurt, a. M., New York 1987.
Hirschmann A., Die Opiumfrage und ihre internationale Regelung. Berlin 1912.
Hobsbawm E.J., Ranger T. (Hrsg.), The invention of tradition. Cambridge 1983.
Hollander P., The survival of the adversary culture: social criticism and political escapism in American Society. New Brunswick/NJ, Oxford 1988.
Huxley A., The Doors of Perception. London 1954; Übersetzung: Die Pforten der Wahrnehmung. Meine Erfahrung mit Mescalin, München 1970).
Inglis B., The Forbidden Games. A Social History of Drugs. London 1975.
Jacobs P. et al., Brüder, sollen wir uns unterwerfen? Die verleugnete Geschichte Amerikas. München 1972.
Jaeckle E., Dichter und Droge. Versuch einer Rauschgiftpoetik des Unbewussten. Zürich, Köln 1973.
Jann M. (Hrsg.), in Zusammenarbeit mit dem Verein Schweizerischer Drogenfachleute), Perspektiven einer neuen Drogenpolitik. Drogalkohol 3/90.
Jünger E., Annäherungen. Drogen und Rausch, Stuttgart 1970.
Kaplan J., The Hardest Drug. Heroin and Public Policy. Chicago 1985.
Kappeler M., Drogen und Kolonialismus. Zur Ideologiegeschichte des Drogenkosums. Frankfurt a. M. 1991.

Kerr A., Organized for prohibition: a new history of the Anti-Saloon League. New Haven, London 1985.

Kielholz P., Ladewig D., Die Drogenabhängigkeit des modernen Menschen. München 1972.

Korczak D. (Hrsg.), Die betäubte Gesellschaft. Süchte: Ursachen – Formen – Therapien. Frankfurt/M. 1986.

Krassner P., Ein unhöfliches Interview mit Timothy Leary. In: Reavis E. (Hrsg.) Rauschgiftesser erzählen. Eine Dokumentation. Frankfurt a. M. 1986, S. 267–290.

La Barre W., Peyotlgebrauch bei nordamerikanischen Indianern. In: Rausch und Realität, Bd. 2, 1982, S. 816–820.

La Motte E.N., The Ethics of Opium. New York, London 1924.

Leary T., Flashbacks. An Autobiography. London 1983.

Lender M.E., Martin K., Drinking in America: a history. London 1982.

Legnaro A., Drogen und soziokultureller Wandel. Köln 1975.

Legnaro A., Ansätze zu einer Soziologie des Rausches – zur Sozialgeschichte von Rausch und Ekstase in Europa. In: Rausch und Realität, Bd. 1, 1982, S. 93–114.

Legrain P.M., Les grands narcotiques sociaux. Paris 1925.

Leu D., Drogen. Sucht oder Genuss. Basel 1984.

Lewin L., Phantastica: die betäubenden und erregenden Genußmittel. Für Ärzte und Nichtärzte. Berlin 1924.

Lowes P., The Genesis of International Narcotic Control, Genf 1966.

Ludwig R., Neumeyer J. (Hrsg.), Die narkotisierte Gesellschaft? Neue Wege in der Drogenpolitik und akzeptierende Drogenarbeit. Marburg 1991.

Marzahn C., Plädoyer für eine gemeine Drogenkultur. In: Johannes Beck et al., Das Recht auf Ungezogenheit. Reinbek 1983, S. 105–134.

Meyer-Fehr P., Drogentherapie und Wertwandel. Weinheim 1987.

Mizruchi E.H., Regulating Society. Marginality and Social Control in Historical Perspective. New York, London 1983.

Møller K.O., Rauschgife und Genußmittel. Basel 1951.

Musto D.F., The American Disease: Origins of Narcotic Control. New Haven 1973.

Neumeyer J., Schaich-Walch G. (Hrsg.), Zwischen Normalisierung und Legalisierung. Marburg 1992.

Noller P., Chancen und Risiken der kontrollierten Vergabe von Heroin/Morphium. Frankfurt a. M. 1990.

Pommerehne W. W., Hart A., Man muß den Teufel nicht mit dem Beelzebub austreiben wollen: Drogenpolitik aus ökonomischer Sicht. In: Böker W., Nelles J. (Hrsg.) 1991, S. 241–270.
Pommerehne W.W., Hartmann H.C., Ein ökonomischer Ansatz zur Rauschgiftkontrolle. In: Jahrbuch für Sozialwissenschaft 31, 1980, S. 102–143.
Quensel S., Drogenelend. Cannabis, Heroin, Methadon: für eine neue Drogenpolitik. Frankfurt a. M. 1982.
Quensel S., Mit Drogen leben – Erlaubtes und Verbotenes. Frankfurt a. M. 1985.
Redlich R., Rauschgifte und Suchten. Bern 1927.
Renggli R., Methadon für Drogensüchtige? Behandlungskonzepte und gesellschaftliche Fragen der Drogensucht. In: Reihe Soziale Medizin Nr. 3, Schriftenreihe der Schweiz, Gesellschaft für ein Soziales Gesundheitswesen (SGSG). Zürich 1986
Roberts J.S., Drink, Temperance and the Working Class in Nineteenth Century Germany. Boston 1984.
Rolf R., Conférences de l'opium. Genève 1924/25, Solothurn 1925.
Rorabaugh. The alcoholic Republic. New York 1978.
Rosenberg H.P., Subversive Phantasie: Untersuchungen zur Lyrik der amerikanischen Gegenkultur, 1960–1975: Allen Ginsberg, Gary Snyder, Bob Dylan, Leonhard Cohen, Jim Morrison. Giessen 1983.
Sandgruber R., Bittersüsse Genüsse: Kulturgeschichte der Genussmittel. Wien 1986.
Sandmeyer E.C., The Anti-Chinese Movement in California. Urbana 1939.
Scheerer S., Die Genese der Betäubungsmittelgesetze in der Bundesrepublik Deutschland und in den Niederlanden. Göttingen 1982.
Schivelbusch W., Das Paradies, der Geschmack und die Vernunft. Eine Geschichte der Genussmittel. München, Wien 1980.
Schmidbauer W., von Scheidt J., Handbuch der Rauschdrogen. München 1988.
Schmidt-Semisch H., Drogen als Genussmittel. Ein Modell zur Freigabe illegaler Drogen. München 1992.
Schmidt-Semisch H., Drogenpolitik. Zur Entkriminalisierung und Legalisierung von Heroin. München 1990.

Schwendter R., Drogenabhängigkeit und Drogenkultur. Wien 1982.
Seefelder M., Opium. Eine Kulturgeschichte. Frankfurt a. M. 1987.
Selling P., Die Karriere des Drogenproblems in den USA. Pfaffenweiler 1989.
Spode H., Krankheit des Willens. Die Konstruktion der Trunksucht im medizinischen Diskurs des 19. Jahrhunderts. In: Sociologia Internationalis 29, Heft 2, 1990, S. 207–234.
Spode H., Die Macht der Trunkenheit. Kultur- und Sozialgeschichte des Alkohols in Deutschland. Leverkusen 1992.
Stolleis M., »Von dem grewlichen Laster der Trunckenheit« – Trinkverbote im 16. und 17. Jahrhundert. In: Rausch und Realität, Bd. 1, 1982, S. 177–191.
Stuwart T., The Heroin Users. London 1987.
Suter R., Die Gewinnerinnen der Drogenprohibition. Zürich 1991.
Szasz T.S., Das Ritual der Drogen. Frankfurt a. M. 1980.
Tan Chung., China and the brave new world: a study of the origins of the Opium War 1840–42. Durham/N.C. 1978.
Tanner J., Rauschgiftgefahr und Revolutionstrauma. Drogenkonsum und Betäubungsmittelgesetzgebung in der Schweiz der 1920er Jahre. In: Brändli S. et al. (Hrsg.), Schweiz im Wandel. Studien zur neueren Gesellschaftsgeschichte. Basel 1990, S. 397–416.
Taylor A.H., American Diplomacy and the Narcotic Traffic. 1900–1939: A study in International Humanitarian Reform. Durham N. C. 1969.
Taylor P., Smoke Ring. The Politics of Tabacco. London 1984; Zweite erweiterte Auflage: The Smoke Ring. Tabacco, Money and Multinational Politics. London 1985.
Terry Ch.E., Pellens M., The Opium Problem. New York 1928.
Trebach A.S., Zeese K.B. (Hrsg.), Drug Prohibition and the Conscience of Nations. Washington 1990.
Trebach A.S., Kevin B. Zeese (Hrsg.), The Great Issues of Drug Policy. Washington 1990.
Uchtenhagen A., Zimmer-Höfler D., Heroinabhängige und ihre »normalen« Altersgenossen. Bern, Stuttgart 1985.
Weber M., Wirtschaft und Gesellschaft. 3 Bde. Tübingen 1976.
Wissler A., Die Opiumfrage. Eine Studie zur weltwirtschaftlichen und weltpolitischen Lage der Gegenwart. Jena 1931.

Woodiwiss M., Crime, crusade and corruption: prohibitions in the Unitied States 1900–1987. London 1988.
Zekert O., Opiologia. Ein Beitrag zur Geschichte des Opiums und seiner Wirkstoffe. Wien 1956.
Zimmer-Höfler D., Uchtenhagen A., Heroinabhängige – 7-Jahreskatamnese. Soziale Integration Heroinabhängiger 7 Jahre nach institutioneller Intervention. Forschungsinformation des Sozialpsych. Dienstes Zürich. Serie A, 12, 1987.

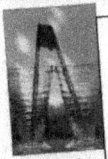 ◀ 1993. XV, 257 S. 73 Abb., davon 12 in Farbe. 2 Tab.
DM 29,80; öS 232,50; sFr. 33,- ISBN 3-540-56664-3

◀ 2. Aufl. 1992. IX, 268 S. 20 Abb.
DM 29,80; öS 232.50; sFr. 33.00
ISBN 3-540-55435-1

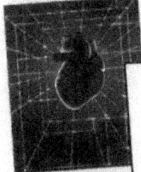

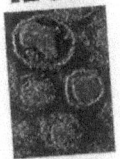

▶

Mit Beiträgen von G. Brettschneider, A. Gaisser,
G. Harms, B. Hiller, K.-D. Humbert, G. Kautzmann,
V. Mertens, M. Preszly, M. Rolf, H. Schüssler und S. Wilcke
1993. XX, 410 S. 23 Abb. DM 34,80;
öS 271.50; sFr 38.50 ISBN 3-540-56959-6

1993. XI, 151 S. 18 Abb. ▶
DM 29,80; öS 232.50; sFr 3.00
ISBN 3-540-56168-4

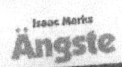
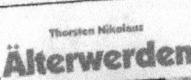
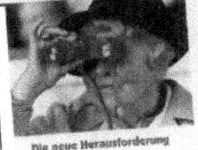
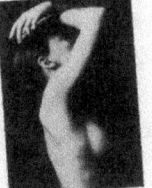
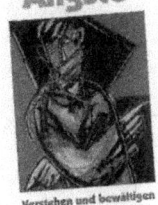
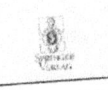

▲ 1993. VII, 175 S. 70 Abb.
1 Tab. DM 29,80;
öS 232.50; sFr 33.00
ISBN 3-540-56242-7

▲ 2. Aufl. 1993. XIV, 294 S.
DM 34,80; öS 271,50; sFr. 38,50
ISBN 3-540-56498-5

Preisänderungen
vorbehalten

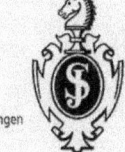 **Springer**

Tm.BA3.11.002

2., überarb. u. erg. Aufl. 1993. X, 257 S. 31 Abb.
DM 29,80; öS 232.50; sFr 33.00. ISBN 3-540-54768-1 ▶

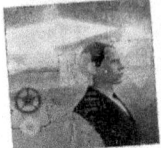

**Werner Metzig
Martin Schuster
Lernen zu Lernen**

Lernstrategien wirkungsvoll einsetzen

2. Aufl. 1992. IX, 226 S.
73 Abb. DM 29,80; öS 32.50;
sFr 33.00. IBN 3-540-55313-4
▼

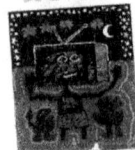

**Jan Reetze
Medien-welten**

Schein und Wirklichkeit in Bild und Ton

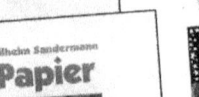

**Wilhelm Sandermann
Papier**

Eine spannende Kulturgeschichte

◀ 1993. VII, 263 S. 13 Abb.,
davon 8 in Farbe.
DM 29,80; öS 232,50;
sFr. 33,- ISBN 3-540-56538-8

1993. VIII, 236 S. 48 Abb., davon
6 in Farbe. 14 Tab.
DM 29,80; öS 232,50; sFr. 33,-
ISBN 3-540-56666-X ▼

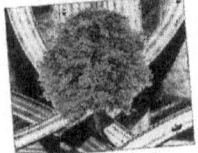

**Peter Borsch
Hermann-Josef Wagner
Energie und Umwelt-belastung**

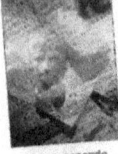

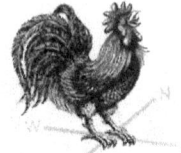

**Horst Malberg
Bauern-regeln**

Aus meteorologischer Sicht

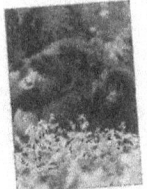

**Angela Meder
Gorillas**

Ökologie und Verhalten

▲ 1992. X, 174 S. 47 Abb.
DM 29,80; öS 232.50;
sFr 33.00.
ISBN 3-540-55623-0

▲ 2., erw. Aufl. 1993. X, 200 S.
33 Abb., 21 historische
Vignetten DM 29,80;
öS 232.50; sFr 33.00.
ISBN 3-540-56240-0

Springer

Preisänderungen vorbehalten

Springer-Verlag und Umwelt

Als internationaler wissenschaftlicher Verlag sind wir uns unserer besonderen Verpflichtung der Umwelt gegenüber bewußt und beziehen umweltorientierte Grundsätze in Unternehmensentscheidungen mit ein.

Von unseren Geschäftspartnern (Druckereien, Papierfabriken, Verpackungsherstellern usw.) verlangen wir, daß sie sowohl beim Herstellungsprozeß selbst als auch beim Einsatz der zur Verwendung kommenden Materialien ökologische Gesichtspunkte berücksichtigen.

Das für dieses Buch verwendete Papier ist aus chlorfrei bzw. chlorarm hergestelltem Zellstoff gefertigt und im pH-Wert neutral.

GPSR Compliance
The European Union's (EU) General Product Safety Regulation (GPSR) is a set of rules that requires consumer products to be safe and our obligations to ensure this.

If you have any concerns about our products, you can contact us on

ProductSafety@springernature.com

In case Publisher is established outside the EU, the EU authorized representative is:

Springer Nature Customer Service Center GmbH
Europaplatz 3
69115 Heidelberg, Germany

www.ingramcontent.com/pod-product-compliance
Lightning Source LLC
LaVergne TN
LVHW010256260326
834688LV00044B/1314